3.

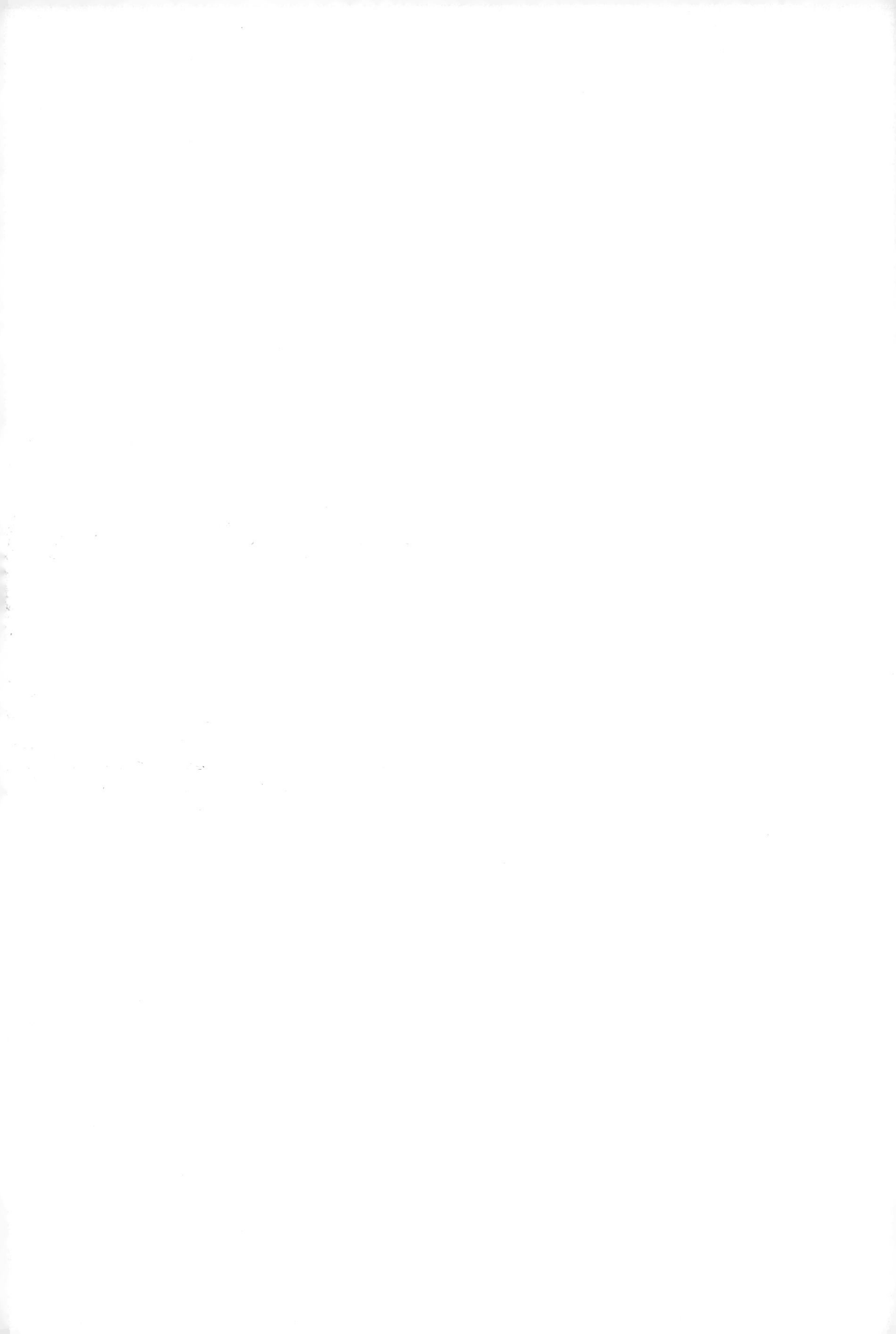

Die
Vollweib-
Diät

CHRISTINE
NEUBAUER

Die Vollweib-Diät

MEIN WEG ZUR WOHLFÜHL-FIGUR

IN ZUSAMMENARBEIT MIT NADJA HAAS

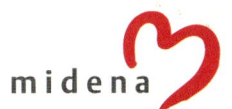
midena

Inhalt

**Mein Vollweib-Fitness-
Programm für eine schlanke
Figur und schöne Formen**

4

6

Vorwort

Stark, sinnlich und selbstbewusst – so kennen die Zuschauer die Schauspielerin Christine Neubauer. Ob als Jägersfrau, die jedem Mann den Kopf verdreht wie im TV-Film »Krambambuli«, oder als Power-Frau, die um ihren Mann kämpft wie in »Liebe mich bis in den Tod« – Christine Neubauer spielt Frauen mit intensiver Ausstrahlung und Weiblichkeit. Durch die TV-Serie »Die Löwengrube« wurde sie 1992 schlagartig bekannt. Damals wog sie 15 Kilo zu viel. Zum Glück, wie die Schauspielerin selbst sagt. Ohne diese Figur hätte sie ihre Rolle in der »Löwengrube« niemals so glaubhaft spielen können.

Was für die Rolle perfekt passte, war im Privatleben eine Last. Abnehmen wurde Christine Neubauers Dauerthema. Seit ihrem 16. Lebensjahr hat sie unzählige Hungerkuren gemacht. Keine brachte den wirklichen Erfolg. Die verlorenen Pfunde fanden sich nach kurzer Zeit wieder auf den Hüften ein.

Vierzehn Jahre quälte sich Christine Neubauer wie viele ihrer Leidensgenossinnen von einer Diät zur nächsten. Die Schauspielerin bewegte sich zwischen den Polen »Abnehmen – Zunehmen«. Der Traum vom Idealgewicht erfüllte sich jedoch nie. Es gelang ihr zwar, die Pfunde mühevoll herunter zu hungern, nicht aber, das Gewicht zu halten. Auf das kurze Glücksgefühl am Ende einer Diät folgte der große Frust, wenn der Zeiger auf der Waage Tag für Tag ein bisschen weiter nach rechts rückte, um schließlich ein noch höheres Gewicht anzuzeigen als vor der Hungerkur. Es war wie verhext; jede Kalorie schien doppelt anzuschlagen.

Christine Neubauer
nutzte die Chance

Dann wurde Christine Neubauer schwanger. Selbst schlanke Frauen kämpfen nach der Geburt mit Übergewicht, und der Schauspielerin war klar: jetzt oder nie. Wenn sie nicht schnell etwas ändern würde, dann würde ihre Figur nach der Schwangerschaft völlig ruiniert sein. Aber nach den vielen Diäten wusste sie, dass das mit einer weiteren Hungerkur niemals zu schaffen war. Die Frage lautete nur: Wie kann man abnehmen ohne zu hungern? Und wie kann man dann das Gewicht halten?

Von der »pfundigen« Frau
zum »Vollweib«

Christine Neubauer traf die richtige Entscheidung: Sie stellte ihre Ernährung komplett um. Dabei entdeckte sie das wahre Geheimnis für eine schlanke Linie, nämlich anders kochen, anders essen und regelmäßige Bewegung. Christine Neubauer machte dabei außerdem eine sehr wichtige Erfahrung: Man muss essen und genießen, um erfolgreich abnehmen zu können. So hat es das »Vollweib« geschafft, langsam, aber sicher die überflüssigen Pfunde abzubauen. Nach einem Jahr waren 15 Kilo verschwunden.

Tipps, die Ihr Leben verändern

In diesem Buch erfahren Sie alles, was Sie zum Dauerbrenner »Abnehmen« wissen müssen, damit Sie dieses Thema endgültig aus ihrem Leben streichen können. Christine Neubauer hat keine neue Diät erfunden, sondern zeigt Ihnen, wie Sie die modernen Erkenntnisse über Lebensmittel, über Ernährung und über die Funktionen des Körpers zu Ihrem Vorteil nutzen können.

Die Tipps, Tricks und Rezepte von Christine Neubauer werden auch Ihr Leben verändern. Und die Schauspielerin verspricht: Sie müssen nicht hungern. Sie werden nach Herzenslust essen. Denn man muss essen, um abzunehmen, und es muss schmecken. Eine Ernährungs- und Lebensweise, die keinen Spaß macht, funktioniert nicht, denn niemand kann sie auf Dauer durchhalten. Und nicht zuletzt ist das Leben doch viel zu kurz, um sich zu quälen ...

München, im August 2001
Nadja Haas

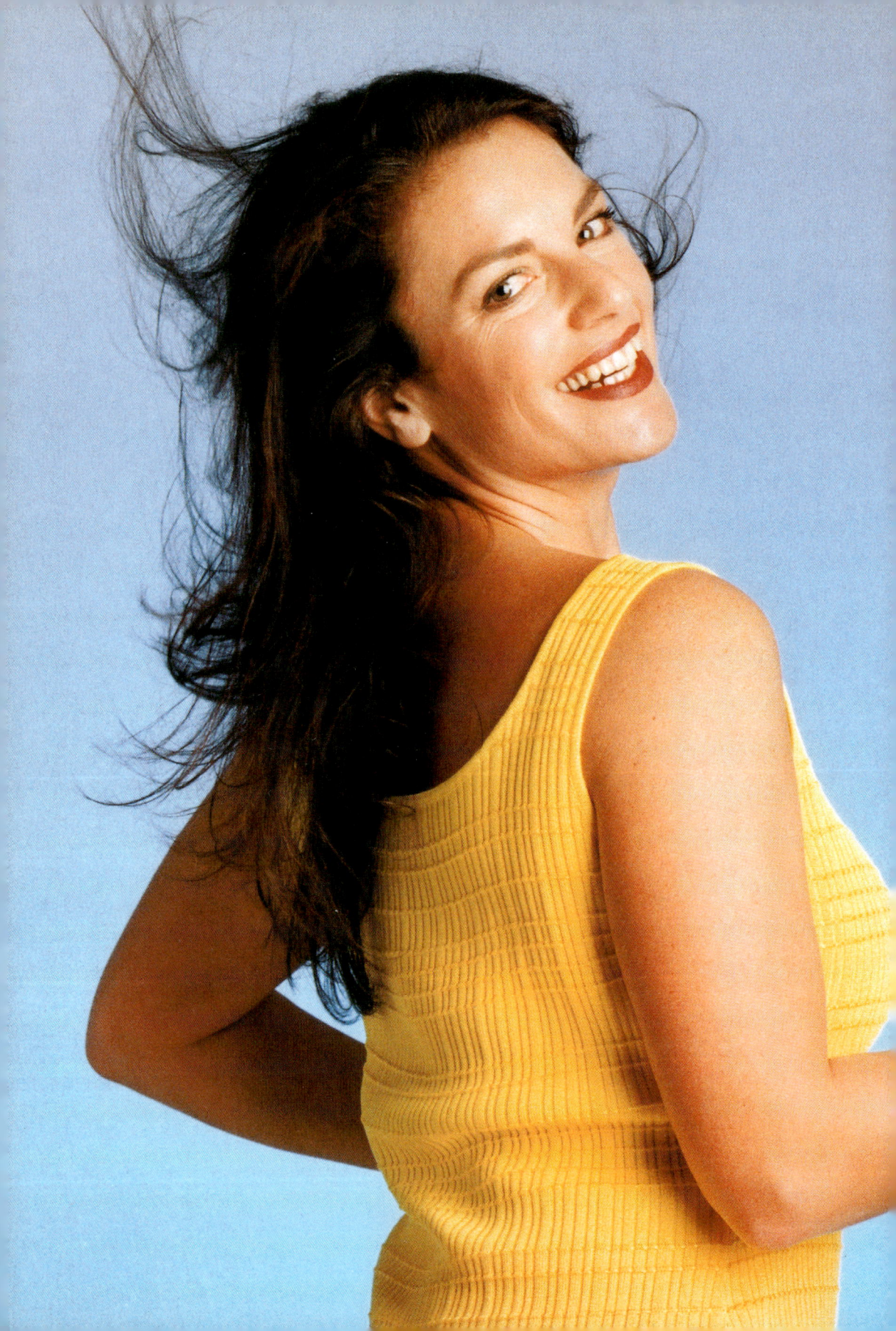

Meine

Diät-
Laufbahn

und wie ich dem

Teufelskreis entkam

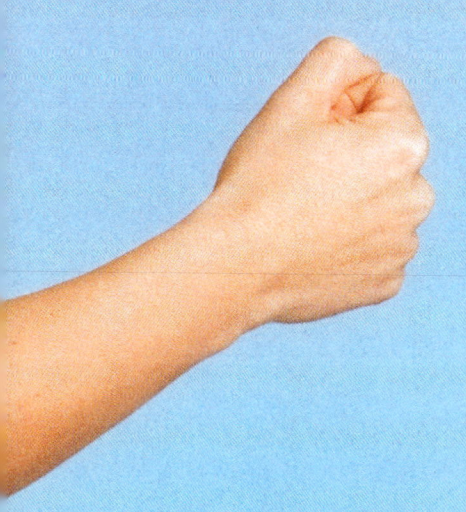

Ich war ein ganz normales Kind, das als Teenager plötzlich ziemlich an Gewicht zulegte. Meine erste Diät machte ich mit 16, und in den folgenden 14 Jahren probierte ich alles aus, was auf den Diätmarkt kam – immer nur mit kurzfristigem Erfolg. Wie ich es geschafft habe, aus diesem Teufelskreis auszubrechen, erzähle ich Ihnen in diesem Kapitel.

Fatale Schönheitsideale

»Vier Kilo in acht Tagen!« »Abnehmen im Schlaf!« Sie kennen bestimmt diese leeren Versprechungen aus den Zeitschriften. Ich habe zahllose Crash-Diäten hinter mir, aber dauerhaft abgenommen habe ich nicht. Nur eines habe ich dabei gelernt: Man wird durch sie nicht schlanker, sondern dicker!

Vor allem wir Frauen leiden unter dem Diätzwang. Supermodels und Hollywood-Schauspielerinnen gelten als Schönheitsideale. Untersuchungen haben ergeben, dass heutzutage jede Frau ihr Gewicht kontrolliert. Mal lässt frau eine Mahlzeit weg, mal macht sie FdH oder eine Diät. Wir vergleichen uns mit Claudia Schiffer & Co. und leiden darunter, nicht so wie diese auszusehen.

Das jahrelange Trommelfeuer aus Ernährungsratschlägen und immer wieder neuen Diät-Sensationen hat jedoch nichts genützt. Im Gegenteil. Die Zahl der übergewichtigen und essgestörten Menschen steigt stetig. Fast jede Frau ist mit ihrer Figur unzufrieden. Es ist doch eigenartig, dass all die Figur-Tipps der selbst ernannten Diätpäpste keinen Erfolg mit sich bringen.

Mir kommt es vor, als hätten die zahllosen Diät- und Ernährungsinformationen nur eines bewirkt: Die meisten Menschen essen immer noch das, was ihnen schmeckt, nur essen sie jetzt mit schlechtem Gewissen. Denn uns wurde erfolgreich eingetrichtert, dass alles, was schmeckt, zu Übergewicht, Krankheit und unweigerlich zum frühen Tod führt. Wen wundert es da, wenn die Lust am Essen und der Genuss auf der Strecke bleiben. Da kann einem der Appetit wirklich vergehen.

Als »Vollweib« wird man nicht geboren

Ich habe mich aus diesem Teufelskreis ausgeklinkt. Einfach so? Nein! Rund 14 Jahre befand ich mich in einer fatalen Diät-Spirale. Doch heute stehe ich zu meiner Figur, genieße es wieder zu essen und habe dabei mein Wohlgefühlgewicht erreicht. Dieses orientiert sich nicht an Claudia Schiffer, sondern ganz individuell an Christine Neubauer. Ich fühle mich als »Vollweib«.

Doch als solches wird man nicht geboren. Bis ich zu meinem heutigen Körper- und Selbstbewusstsein gekommen bin, habe ich viele falsche Wege beschritten. Meine Gedanken kreisten andauernd ums

Abnehmen. Keine Diät brachte den gewünschten Erfolg. Kurzfristig verlor ich an Gewicht, aber auf Dauer konnte ich es nicht halten. Vom normalen Essen war ich so weit entfernt wie die Erde vom Mond. Zum Glück liegt das alles inzwischen hinter mir. Heute weiß ich: Man muss essen, um abzunehmen. Aber bis ich zu dieser Einsicht kam, musste ich erst 30 Jahre alt werden.

Das Thema Figur beschäftigt Menschen jeden Alters, jeden Geschlechts und jeder Schicht. Natürlich kämpfen auch die meisten Prominenten ständig mit den Pfunden. Wenn Models behaupten, sie würden essen, wozu sie Lust hätten, ist das eine glatte Lüge. Sie hungern sich die Seele aus dem Leib. Ab und zu lässt eines dieser Mädchen einmal die Maske fallen und erzählt von den absurden Methoden, dünn zu bleiben. Dazu gehört zum Beispiel das Trinken von Orangensaft, der mit Watte »gewürzt« wird. Das macht offensichtlich satt.

Heute stehe ich zu meinen Formen

Wer in der Öffentlichkeit steht, wird stärker kritisiert. Nichts ist schlimmer als ein hämischer Kommentar in einer Zeitschrift über die Figur, die angeblich aus der Form geraten ist. Ich weiß das aus eigener Erfahrung. Doch was dabei übersehen wird: Das Objektiv der Foto- und Filmkamera gibt ein verzerrtes Bild wider. Beispielsweise arbeiten Fotografen auf Partys mit dem Weitwinkel-Objektiv. In dem Gedränge haben sie keinen Platz, sie rücken

näher heran an den Schauspieler oder Prominenten, und plötzlich wirkt ein normaler Busen riesengroß. Auch die Fernsehkameras lassen Schauspieler dicker erscheinen, das kann bis zu einer Kleidergröße mehr sein.

Ich kenne solche »dickeren« Film- oder Fotoaufnahmen auch von mir. Es gibt mir jedes Mal einen Stich, wenn ich so ein Foto in einem Klatschblatt entdecke. Doch dann meldet sich mein gesunder Menschenverstand. Ein Foto darf doch ein Vollweib nicht erschüttern! Denn das wahre Vollweib hat Humor und Selbstbewusstsein. Eine »richtige« Frau trägt ihr legendäres Dekolleté mit Grandezza. Es darf durchaus als Einladung verstanden werden – zum Hinschauen. Wer es als unmoralisches Angebot versteht, dem zeigt sie die rote Karte. Ihr Auftreten ist lasziv, ihr Outfit ultra feminin.

Ein Vollweib hat kein Problem mit fraulichen Formen und den Attributen, die Weiblichkeit ausmachen. Ein Vollweib hat nicht nur eine entsprechende Figur. Dieser Typ Frau steht auch für Lebenslust, Spontaneität und Energie, im Beruf wie im Privatleben. Sie lebt den Augenblick und lässt sich nicht durch angebliche Benimm-Codes maßregeln. Das Vollweib setzt sich eigene Maßstäbe – auch in der Ernährung.

Bis ich diese Einsicht und diese Einstellung jedoch erreicht hatte, musste ich aus vielen Fehlern und Irrtümern lernen. Ich hoffe, mein Buch erspart Ihnen diesen frustrierenden Irrweg. Es soll Ihnen dabei helfen, möglichst schnell der Diätspirale zu entkommen.

In der Pubertät wurde ich dick

16 Jahre lang habe ich mir nie Gedanken machen müssen über meine Figur oder über das Thema »Diät«. Wenn ich zurückdenke an diese Zeit, kommt mir vor allem die Unbeschwertheit in den Sinn. Die später einsetzenden Stimmungstiefs, die mit den starken Schwankungen meines Gewichts einhergingen, waren mir damals noch fremd. Als Kind konnte ich essen, was ich wollte. Ernährung, Gewicht oder Figur – darüber verlor ich keinen Gedanken. Essen nach Herzenslust, ohne darüber nachzudenken – was für ein Luxus! Bis zu meinem 16. Lebensjahr ahnte ich nichts von Kalorien oder Fettgehalt.

Weibliche Formen sind schön

Meine Pubertät setzte früh ein, und als ich zwölf Jahre alt war, begann mein Busen zu wachsen. Ich empfand das nicht gerade als ein wunderbares Ereignis, daran waren vor allem die Reaktionen der Jungs in meiner Schule schuld. Der Sportunterricht war getrübt durch ihre Hänseleien, denn ich selbst musste ja diese körperliche Umstellung erst einmal verdauen. Zum Glück hat es die Natur so eingerichtet, dass man sich mit der Zeit an diesen neuen Zustand gewöhnt. Und irgendwann konnte ich mich mit meinem fraulich gewordenen Körper sogar anfreunden. Meine Freundinnen erlebten das Gleiche, und auch den Jungs blieb die Pubertät nicht erspart.

Mit der Zeit wuchs mein Selbstbewusstsein und ganz allmählich auch mein Stolz auf diese Veränderung. Eine Frau zu werden wurde plötzlich spannend und aufregend, die einstigen Hänseleien der Schulkameraden waren bedeutungslos. Vielmehr rückten die bewundernden Blicke der älteren Jungs aus den höheren Klassen in den Vordergrund. Damit verabschiedete sich ein Stück Kindheit, ein neuer Lebensabschnitt brach an.

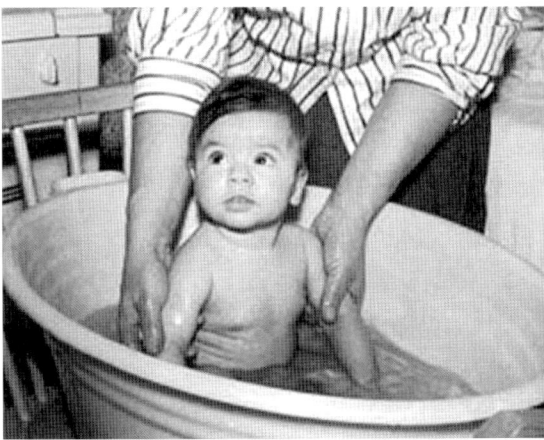

Ich habe die Figur meiner Mutter geerbt

Bis zum Einsetzen der Pubertät war ich ein dünnes Kind. Es gab nicht den Ansatz eines Speckrings. Als Kind denkt man glücklicherweise auch nicht über das Essen an sich nach. Ich habe gegessen, was auf den Tisch kam und was mir schmeckte, und wie die meisten Kinder habe ich ab und zu genascht. Ich aß nicht maßlos, war aber auch nicht wählerisch. Essen stand einfach nicht im Vordergrund.

Damals fiel mir auch nicht auf, dass meine Mutter schon mit den Pfunden kämpfte. Von ihr habe ich meine Figur geerbt, sie hat die gleichen »Problemzonen« wie ich. Sie versuchte ihr Gewicht mit Sport und mäßigem Essen zu halten, und das ist ihr bis heute gelungen. Auch mein Vater war und ist von kräftiger Statur, aber ich würde ihn nicht als dick bezeichnen. Er verfügt über einen starken Knochenbau mit breiten Schultern und Substanz. In Bayern nennt man das »ein gestandenes Mannsbild« – alles nur eine Frage der Definition.

Meine Eltern als Vorbild

Meine Eltern haben ihr Leben lang Sport getrieben, Bewegung kam bei uns zu Hause nie zu kurz. Seit ich denken kann, ist meine Mutter zum Laufen in den nahe gelegenen Wald gegangen, hat Gymnastik gemacht und mit Gewichten trainiert. Mein Vater machte viel Kraftsport. Einerseits konnte er damit seine Rückenschmerzen verringern, andererseits liebte er es, sich körperlich zu verausgaben. Die Leichtathletik war sein Steckenpferd. Noch heute betreibt er regelmäßig zwei klassische Disziplinen: Kugelstoßen und Diskuswerfen.

Meine Mutter ist heute über 60 und treibt immer noch Sport. Sie will auch weiterhin fit und schlank bleiben, vor allem möchte sie aber damit eine mögliche Osteoporose aufhalten. Diese schleichende Entkalkung der Knochen ist eine Folge des Älterwerdens, die durch regelmäßige Bewegung verlangsamt werden kann. Dafür hat sie ihr Leben lang trainiert, und der Erfolg ist messbar: von Osteoporose

keine Spur. Meine Eltern strotzen vor Gesundheit, und meine Mutter ist in dieser Hinsicht ein Vorbild für mich. Sie ist nach wie vor sehr diszipliniert, und wenn ich keine Dreharbeiten habe, laufen wir so oft wie möglich gemeinsam am Morgen mindestens eine Stunde.

Gesunde Küche in meiner Kindheit

Meine Eltern hatten früher eine Druckerei, die in einem kleinen Anbau hinter unserem Haus untergebracht war. Zu zweit betrieben sie diese Druckerei mit zum Teil vorsintflutlichen Maschinen, das bedeutete schwere körperliche Arbeit. Schon das Gewicht des Papiers hatte es in sich. Es wurde in großen Mengen bei uns angeliefert, und meine Eltern schleppten Tonne für Tonne nach hinten in den Anbau. Dort musste es von Hand geschichtet werden. Auch der Zuschnitt des Papiers in das jeweilige Druckformat kostete Schweiß. Meine Eltern verfügten damals nicht über die heutigen Schneidemaschinen, die alles

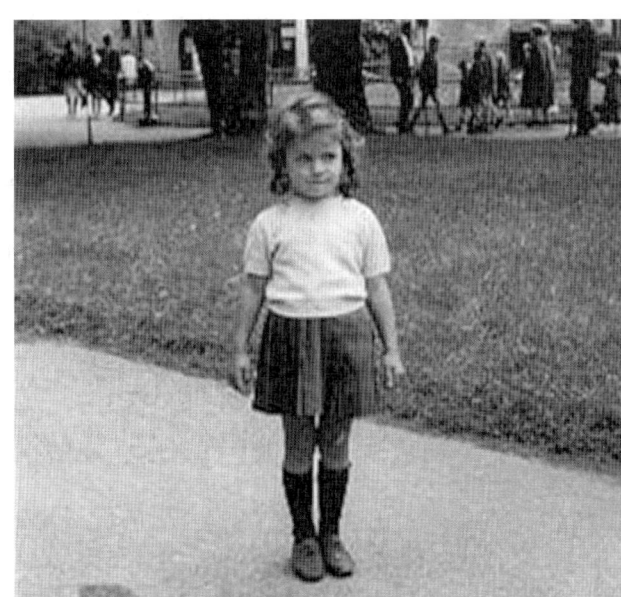

automatisch machen. Das Papier wurde von Hand geschnitten. Jeder Vorgang, das Schneiden, Drucken, Sortieren, Binden, bis hin zum Ausliefern der fertigen Produkte kostete viel Muskelkraft.

Dass meine Eltern selbstständig waren und die Druckerei gleich hinter unserem Haus lag, erleichterte natürlich vieles, was den Familienalltag anging. Meine Mutter arbeitete ganztägig in unserem kleinen Betrieb mit, aber wenn ich gegen Mittag von der Schule nach Hause kam, stand sie schon in der Küche. Meine Familie stammt zwar aus München, aber meine Mutter kochte trotzdem nicht typisch bayerisch. Bei uns gab es die »schnelle Küche«, und diese beherrschte sie perfekt. Als berufstätige Frau konnte sie nicht stundenlang am Herd stehen. Aber obwohl sie wenig Zeit hatte, kochte sie immer selbst und achtete dabei auf frische und gesunde Zutaten.

MEIN TIPP

WARUM NIMMT MAN MIT DEM ÄLTERWERDEN ZU? Im Lauf des Lebens verändert sich unser Körper. Mit den Jahren sinkt sein Energieverbrauch, und Muskelzellen werden allmählich in Fettzellen umgewandelt. Dieser Prozess lässt sich nicht aufhalten, aber erheblich verlangsamen. Wer sich ausgewogen ernährt und regelmäßig Sport treibt, macht auch im Alter eine gute Figur. Meine Mutter ist das beste Beispiel dafür.

Der Körper verändert sich

Wie für die meisten Mädchen bekam das Thema Figur in der Pubertät plötzlich Bedeutung für mich. Die augenfälligste Veränderung erlebte ich mit meinem Busen: Er wuchs und wuchs. Dann wurden die Hüften runder, ich bekam einen Bauch ... und ich begann zu naschen. Ich kann mich nicht mehr erinnern, was diese extreme Lust auf Süßes auslöste, aber zwischen 12 und 15 nahm ich langsam und stetig zu. Mit 16 war ich schließlich richtig »gut beieinander«, wie man eine solche Figur in Bayern liebevoll zu umschreiben pflegt.

Schokoriegel waren mein Verhängnis

Litt ich anfangs unter den Veränderungen meines Körpers, hatte ich spätestens mit 15 eine innere Wandlung vollzogen. Ich entdeckte die schönen Seiten meiner neuen, weiblichen Figur und war zufrieden mit der Entwicklung. Die erste Welle der Pubertät war vorüber, die Verunsicherung überstanden. Leider begann danach auch mein Leidensweg in Sachen Abnehmen. Wenn ich an meine Schulzeit zurück denke, dann fallen mir die heimlichen Naschereien wieder ein. In der Schulpause oder nach Schulschluss flitzte ich in die Bäckerei oder den kleinen Laden um die Ecke und setzte mein Taschengeld in Süßigkeiten um. Meine Favoriten waren Schokoriegel. Von diesen Schlemmereien

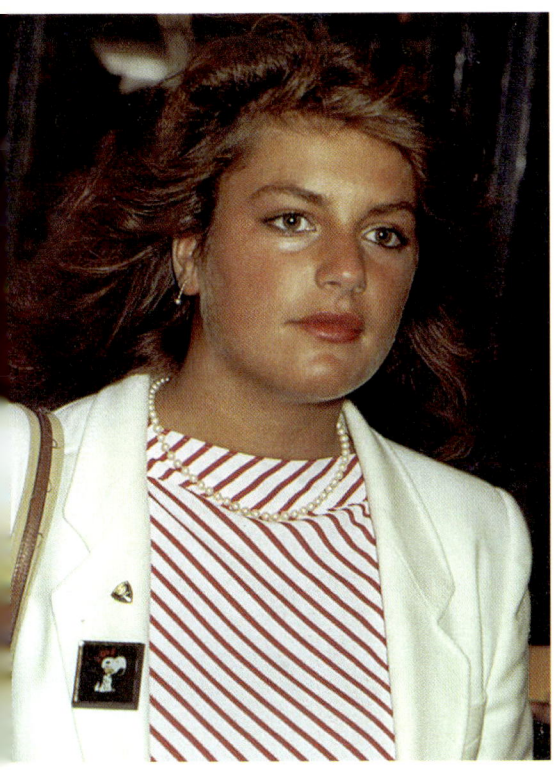

erzählte ich natürlich niemandem etwas. Meiner Mutter ahnte es vermutlich, aber sie fragte mich nie danach. Es ist mir immer noch ein Rätsel, was diese übergroße Lust auf Süßigkeiten ausgelöst hatte. Die Folgen konnte ich an meinem Körper jedoch deutlich beobachten.

Meine erste Diät ...

Heute kenne ich die teuflische Wirkung von Schokoriegeln und kann sie erklären. Doch mit 16 Jahren wuchs mein Leidensdruck ins Unermessliche. Obwohl ich todunglücklich war über mein Gewicht, konnte ich das Naschen nicht lassen. Ich war hin- und hergerissen zwischen dem Wunsch abzunehmen und noch mehr zu

essen. Der Blick in den Spiegel war frustrierend. Da war nicht mehr der wohlgeformte Busen und die runden Hüften. Jetzt war es überall zu viel. Das war der Auslöser für meine erste Diät. In einer Zeitschrift hatte ich eine Kur entdeckt, und ich entschied mich, endlich den Kampf mit den Pfunden aufzunehmen. Meine erste Diät sollte zwei Wochen dauern.

In der Zeitschrift war eine genaue Menü-Folge mit Rezepten vorgegeben. Es gab drei Mahlzeiten am Tag plus zwei kleine dazwischen: 800 Kalorien pro Tag. Meine Mutter kochte für mich alle Gerichte genau nach Plan. Es gelang mir zu meiner eigenen Überraschung, die Diät ohne Ausnahme oder Rückfälle durchzuhalten. Und ich nahm ab. Längst nicht so viel, wie ich mir gewünscht hatte. Aber die Waage zeigte jeden Tag etwas weniger Gewicht. Ich war hoch motiviert und mit eiserner Disziplin ertrug ich zwei Wochen lang den ständigen, nagenden Hunger. Mein Nervenkostüm war zu dieser Zeit auch nicht das beste. Hunger macht schlechte Laune.

... und mein erster Misserfolg

Dann kam das Ende meiner Diät. Ich war stolz und froh über meinen Erfolg – ein Glücksgefühl, das nicht von langer Dauer sein sollte. Als ich nach zwei Wochen Hungern zum »normalen« Alltag zurückkehrte, nahm ich in Windeseile wieder zu. Meine Enttäuschung war grenzenlos. Es dauerte nur wenige Tage, und die Waage zeigte wieder mein Ursprungsgewicht.

16

Mir schien es, als würde mein Körper wie ein ausgetrockneter Schwamm jede Kalorie aus dem Essen heraussaugen. Von dem so genannten Jo-Jo-Effekt, der dahinter steckte, wusste ich noch nichts. Ich ahnte auch nichts von den nächsten Jahren, in denen ich mich auf gleiche Weise mit Diäten und ihren Misserfolgen herumquälen sollte.

Warum Crash-Diäten fehlschlagen

Wer schon mal eine solche Crash-Diät gemacht hat, weiß, dass die mühevoll heruntergehungerten Pfunde schon nach kurzer Zeit wieder da sind – meist sogar mehr als vorher. Und je öfter man eine Blitzdiät macht, um so mehr nimmt man letztlich zu.

Der Jo-Jo-Effekt

Der so genannte Jo-Jo-Effekt ist längst erforscht. In »Hungerzeiten« – und nichts anderes ist eine Blitzdiät – schaltet der Körper auf Sparflamme. Alle Prozesse laufen langsamer ab, und da dem Körper weniger Kalorien zugeführt werden, verwertet er die, die er bekommt, möglichst langsam und gründlich. Außerdem geht er an die Reserven: Der Körper holt sich die Energie, die er benötigt, aus den Muskeln, gleichzeitig greift er auf das Körpereiweiß zurück und baut dadurch Muskelmasse ab. Erst dann stellt sich der Organismus um und geht an die Fettdepots. Die Folge

davon ist, dass der Körper sich darauf einrichtet, grundsätzlich weniger Kalorien zu brauchen. Wenn man dann die »Hungersnot« sprich Diät beendet und wieder wie früher isst, verwertet der Körper die größere Menge an Kalorien genauso langsam und gründlich, wird aber nicht damit fertig, weil er inzwischen weniger benötigt. Außerdem füllt er für die nächste drohende »Hungersnot« die Fettdepots sofort wieder auf.

Dies ist der Jo-Jo-Effekt: Man nimmt schnell wieder zu und wiegt nach kurzer Zeit mehr als vor der Diät, weil jetzt jede Kalorie doppelt anschlägt. Mit jeder herkömmlichen Diät verschlimmert sich dieser Effekt. Anstatt abzunehmen oder schlank zu bleiben, wird man immer dicker.

Das Jo-Jo stoppen

Um diese Spirale zu beenden, gibt es nur eine Lösung: das Richtige essen und regelmäßige Bewegung. Man muss also

MEIN TIPP

WARUM IST SCHOKOLADE SO GE-FÄHRLICH FÜR DIE FIGUR? Nicht nur die Verbindung aus Zucker und Fett hat es in sich. Die Süßigkeiten treiben den Blutzuckerspiegel schnell in die Höhe. Sackt dieser dann wieder ab, reagiert der Körper mit Heißhunger-Attacken, um dieses Absinken des Zuckergehaltes im Blut zu verhindern. Wer viel nascht, leidet deshalb unter ständigen Hungergefühlen (siehe auch Seite 62).

seine Ess- und Lebensgewohnheiten grundsätzlich umstellen, um dem Auf und Ab in Folge von Diäten zu entgehen. Durch eine solche Umstellung kann man auch verhindern, mit zunehmendem Alter dick zu werden. Auch bei gleichbleibender Ernährung nimmt jeder im Alter zu, weil der Körper immer weniger Energie verbraucht und Muskelzellen allmählich in Fettzellen verwandelt. Regelmäßige Bewegung hält den Körper fit, weil Energie verbraucht und die Muskeln beansprucht werden. Wenn man sich außerdem angewöhnt hat, beim Essen auf die tatsächlichen Bedürfnisse seines Körpers zu achten, wird man seine Figur im Griff behalten.

Laufen gegen die Pfunde

Angeregt durch meine sportbegeisterten Eltern spielte ich als Kind Volleyball in der Schulmannschaft und besuchte Judokurse. Dort habe ich den gelben Gürtel errungen. Bei allen Sportarten standen für mich die Lust an der Bewegung und die Freude am Spiel im Vordergrund, die positiven Nebenwirkungen dieser Aktivitäten waren unwichtig. Als ab meinem 16. Lebensjahr meine Figurprobleme in den Mittelpunkt rückten, hoffte ich durch mehr Sport abnehmen zu können. Ich begann, regelmäßig mit meiner Mutter zum Laufen zu gehen. Das bereitete mir zwar keinen Spaß, aber meine Mutter schaffte es immer wieder, mich zum Joggen zu motivieren. Wie alles, was man nicht freiwillig tut, war mir die tägliche Lauferei damals lästig.

MEIN TIPP

HEUTE LAUFE ICH ANDERS Meine Einstellung zum Laufen hat sich völlig verändert. Ich genieße es, denn es entspannt und erfrischt mich – geistig und körperlich. Inzwischen bin ich so ans Laufen gewöhnt, dass ich mich danach sehne, am Morgen die Laufschuhe anzuziehen und loszujoggen. Allerdings laufe ich heute auch anders, denn inzwischen weiß ich, wie man durch Ausdauersport die Fettdepots zum Schmelzen bringt: Man muss mindestens 30 Minuten trainieren, bei einem Puls zwischen 110 und 130. Das optimale Trainingsprinzip und wie man richtig joggt, walkt oder Rad fährt, erfahren Sie ab Seite 130.

Das Tempo macht's

Was wir damals jedoch nicht wussten: Um beim Laufen Fett zu verbrennen, muss man sehr langsam laufen. Wir hingegen liefen schnell, dafür aber kürzere Strecken, in der Regel eine halbe Stunde lang. Diese Form des Laufens trainiert zwar das Herz-Kreislauf-System und steigert die Kondition, aber es bringt kaum etwas fürs Abnehmen. Nach einer halben Stunde waren wir erschöpft, unser Puls raste. Ein Endspurt auf den letzten 100 Metern beendete das Training. Danach waren wir restlos ausgepowert. Dieses tägliche Laufen hatte natürlich einen positiven Effekt auf die Figur, die Muskulatur kam in Form, ich fühlte mich gut und war wirklich fit. Aber ich wurde einfach nicht dünner.

Was Hänschen nicht lernt ...

Auch wenn dies bei mir nicht der Fall war – meist haben Gewichtsprobleme ihre Ursache in der Kindheit. Wissenschaftliche Untersuchungen haben gezeigt, dass Übergewicht nur selten genetisch bedingt ist. Meistens liegt es einfach daran, dass die Menschen mehr Kalorien zu sich nehmen, als ihr Körper verbraucht.

Der Energieverbrauch eines Menschen lässt sich aus Grundumsatz und Arbeitsumsatz errechnen. Als Grundumsatz bezeichnet man die Energie, die man im Ruhezustand zum Aufrechterhalten der Körperfunktionen braucht. Er macht ca. 70 Prozent des täglichen Kalorienverbrauchs aus. Der Grundumsatz ist bei Männern höher als bei Frauen und sinkt mit dem Älterwerden. Der Arbeitsumsatz ist die Energie, die wir durch Bewegung verbrauchen; dazu gehört die Bewegung, die uns unsere tägliche Arbeit abverlangt, sowie unser Freizeitverhalten. Er macht die restlichen 30 Prozent des Kalorienbedarfs aus. Wenn Sie einen Schreibtischjob haben und nur gelegentlich Sport treiben, ist Ihr Arbeitsumsatz deutlich geringer, als wenn Sie zum Beispiel Hausfrau sind und regelmäßig joggen und ins Fitness-Studio gehen. Grundumsatz und Arbeitsumsatz ergeben zusammen den Gesamtumsatz, also den tatsächlichen Energieverbrauch – den Kalorienbedarf – des Körpers.

Viele Eltern erziehen ihre Kinder zum Dickwerden, indem sie ihnen ein falsches Essverhalten beibringen oder gar nicht

darauf achten. Die Anzahl der Fettzellen wird in jungen Jahren festgelegt, und Kinder, die sich sportlich betätigen, legen weniger Fettzellen an. Diese Kinder treiben häufig auch Sport, wenn sie älter werden, und haben einen höheren Arbeitsumsatz. Trainierte Menschen haben außerdem einen höheren Grundumsatz. Wer als Kind weder Sport gemacht, noch gelernt hat, vernünftig zu essen, ist bei der heutigen Lebensweise geradezu prädestiniert dafür, mehr Kalorien zu sich zu nehmen, als der Körper verbraucht.

Zahlreiche Verführer

Doch auch wenn die Eltern ihr Bestes geben, gelingt es ihnen nicht automatisch, ihr Kind gesund und vernünftig zu ernähren. Bei dem heutigen Angebot an Fastfood, Coca Cola, Chips und Süßigkeiten scheint es nahezu unmöglich, Kinder von diesen Verlockungen fernzuhalten. Die Statistik besagt, dass heute jedes sechste Kind an Übergewicht leidet. Daran ist sicher nicht das Unvermögen der Eltern alleine schuld.

Ich weiß noch genau, wie schwierig, ja unmöglich es für meine Eltern war, mich vom Naschen abzubringen. Die Schuld an meinem früheren Übergewicht liegt nicht bei ihnen. Im Gegenteil: Meine Mutter versuchte mir zu Hause auf jede erdenkliche Art beim Abnehmen zu helfen. Es gelang ihr jedoch nicht, meine heimlichen Nascherein in der Schule zu stoppen. Während daheim das Kalorienzählen auf der Tagesordnung stand, betrieb ich in der Schule genau das Gegenteil. In den Pausen und Freistunden verschlang ich meine geliebten Schokoriegel. Ich konnte dieser Versuchung einfach nicht widerstehen und hatte regelrechte Heißhunger-Attacken.

Den Grund dafür kenne ich heute: Es schwamm zu viel Insulin in meinem Blut (siehe Kasten). Aber damals kannte ich diese Zusammenhänge nicht. Darüber war in den Zeitschriften, die ich las, nichts zu finden. So blieb ich Opfer meiner schlechten Gewohnheiten. Ich steckte in einem Kreislauf, aus dem es keinen Ausweg zu geben schien: Je größer der Zwang zum Abnehmen war, desto größer wurde die Lust am Naschen.

Dicke haben viel Disziplin ...

... während der Diät. Für eine gewisse Zeit konnte ich immer meinem unstillbaren Drang nach Süßigkeiten widerstehen. Es

MEIN TIPP

ZU VIEL INSULIN IM BLUT MACHT DICK Warum machen Schokolade, Cola, Burger & Chips dick? Bei diesen Nahrungsmitteln ist der so genannte glykämische Index (GLYX) zu hoch, d. h. sie bringen den Körper dazu, vermehrt das Hormon Insulin auszuschütten. Doch wer zu viel Insulin im Blut hat, nimmt automatisch zu, weil es die Fettverbrennung hemmt. Mehr über den glykämischen Index können Sie ab Seite 62 nachlesen.

ist ein weit verbreiteter Irrglaube, dass Menschen mit Figurproblemen disziplinlos und willensschwach wären. Das Gegenteil ist der Fall. Wenn eine Diätphase begann, dann habe ich sie mit äußerster Disziplin durchgezogen. Hatte ich mich wieder einmal zum Abnehmen durchgerungen, dann konnte ich wochenlang allen Verführungen und Verlockungen widerstehen. Während meiner Hungerperioden – und nichts anderes waren diese Diäten – nahm ich auch ab.

Leiden beim Essen und leiden beim Hungern

War die Diät jedoch zu Ende, brachen alle Dämme. Ich konnte förmlich zuschauen, wie die mühsam heruntergehungerten Pfunde sich wieder auf Hüften, Bauch und Po ausbreiteten. Und noch viel schlimmer: Ich hatte nicht nur blitzschnell wieder mein Ausgangsgewicht, ich wog jetzt sogar noch mehr als zuvor. Das Hochgefühl, das sich zum Ende einer Hungerkur eingestellt hatte, wich einer völligen Verzweiflung. Die ganze Quälerei war wieder einmal umsonst gewesen.

Das war der Teufelskreis, in dem ich mich jahrelang bewegen sollte. Ich nahm zu, bis ich so viel wog, dass ich es nicht mehr aushielt. War der Leidensdruck groß genug, machte ich eine neue Diät. Ich hungerte mir die Pfunde herunter, um nach Abschluss der Diät wieder zuzunehmen. Wie viele meiner Leidensgenossen, konnte ich das Abnehmen für eine bestimmte Zeitspanne durchhalten. Aber kein Mensch schafft es, dauerhaft die perfekte Disziplin zu halten. Irgendwann scheitert jeder.

Mit dem Kalorienzählen begann meine Diätlaufbahn. Dann folgten unzählige Diäten, je nach Mode. Kaum war eine neue Hungerkur auf dem Markt, probierte ich sie aus. Tagelang ernährte ich mich ausschließlich von Südfrüchten, dann von Milch und Bananen oder von Äpfeln und hart gekochten Eiern. Von der Atkins- bis zur Hollywood-Diät – alles habe ich versucht und exakt nach Plan befolgt. Mit jeder Diät lernte ich etwas mehr zum Thema Ernährung. Jede Diät war für einen gewissen Zeitraum erfolgreich. Mit äußerster Disziplin befolgte ich die jeweiligen Regeln. Und natürlich verlor ich bei jeder Diät auch Gewicht. Aber: Ich konnte das Gewicht nie lange halten. Der Zeiger rückte danach auf der Waage jeden Tag ein Stückchen mehr nach rechts. Das Durchhaltevermögen nach der Diät über- stieg meine Kräfte. Sollte das mein Los sein – ein ganzes Leben lang Diät halten?

Erfolge und Niederlagen

Mit 15 verliebte ich mich. Eigentlich war ich in diesen Jungen aus der Nachbar- schaft schon viel länger verschossen, doch er nahm kaum Notiz von mir. Er war sechs Jahre älter als ich und hatte bereits eine Freundin. Für mich stand trotzdem fest: Er ist es. Eine innere Stimme sagte mir, dass ich diesen Mann heiraten würde. Sie sollte recht behalten.

Schon damals machte ich eine Erfahrung, die bis heute ihre Gültigkeit nicht verloren hat: Männer hatten mit meiner Figur nie Probleme, selbst nicht in den Zeiten, in denen ich mein Höchstgewicht hatte. Ich denke, die meisten Männer lieben weib- liche Rundungen. Der einzige Mensch, der mit meinen üppigen Formen nicht klar kam, war ich. Mich quälte der eigene Anspruch. In meinem ganzen Leben hat kein einziger Mann mich je zu einer Diät getrieben. Im Gegenteil: Mein Ehemann wünschte sich lediglich, dass ich die Figur haben sollte, mit der ich mich selbst wohl fühle. Denn nur dann war ich ausgegli- chen und zufrieden.

Die große Liebe

Mein 16. Lebensjahr war zweifellos ein Schlüsseljahr für mich. Zum einen hatten meine Gewichtsprobleme begonnen, doch was viel wichtiger war: Mein heutiger Mann nahm mich zum ersten Mal wahr. Ich war inzwischen augenfällig aus den Kinderschuhen herausgewachsen, und endlich entdeckte er mich. Wir kannten uns zwar schon lange vom Sehen, da er nur eine Straße weiter wohnte, aber bis- lang hatte er sich nur für ältere Mädchen interessiert. Lambert Dinzinger studierte zu dieser Zeit Sport und hatte sich inzwi- schen von seiner Freundin getrennt. Wir wurden ein Paar. Lambert war meine erste große Liebe, und sie hat alles überdauert. Es ist ein seltenes Glück, wenn die erste Liebe so ein Volltreffer ist. Und was diese Liebe betraf, war ich mir schon damals absolut sicher.

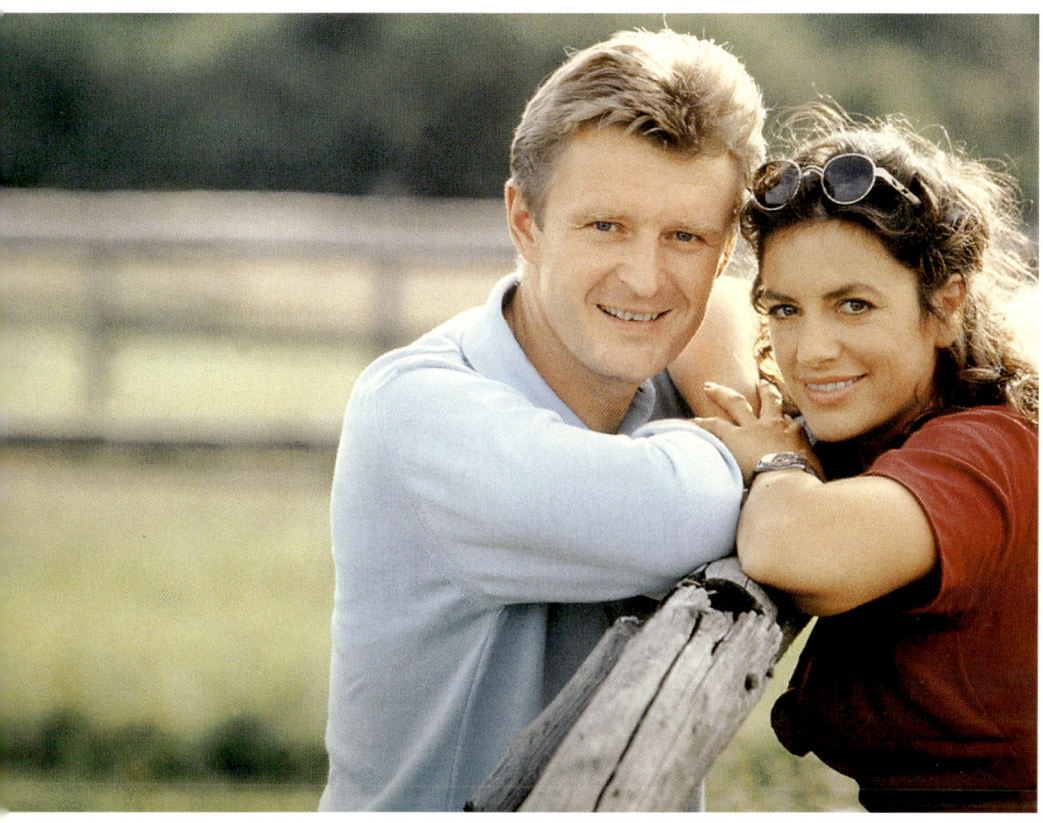

Schauspielerin war mein Kindheitswunsch ...

Lambert unterstützte, genauso wie meine Eltern, meinen Wunsch, Schauspielerin zu werden. Während Bekannte oder Freunde schmunzelnd darüber hinweg gingen, akzeptierten sie meine Berufsvorstellung ohne Vorbehalt. Von Kindesbeinen an konnte ich mir keinen anderen Beruf für mich vorstellen als Schauspielerin. Kinder haben viele Ideen für ihre Zukunft. Die meisten Mädchen in meiner Klasse träumten davon, Tänzerin oder Ärztin zu werden, die Jungs eher von einer Karriere als Pilot oder Polizist. Für mich stand zweifels-frei fest, dass ich irgendwann ein Filmstar sein würde. Meine Lehrer bestätigten mich darin. Schon in der Grundschule empfahlen sie meinen Eltern, mein Spieltalent im Schultheater zu fördern.

Wie ich auf die Schauspielerei gekommen bin, weiß ich nicht. Diese Entwicklung lag nicht auf der Hand, gab es doch in meiner Familie keinerlei Anregung oder Vorbilder in diese Richtung. Aber von klein auf faszinierten mich vor allem die italienischen Filme – sie waren so voller Gefühl und Leidenschaft mit diesen wunderbaren Schauspielerinnen wie Anna Magnani, Silvana Mangano oder Sophia Loren.

... und mein Jungendtraum

Kinderwünsche verflüchtigen sich.
Doch ich blieb meinem Traum treu. Mit
16 nahm ich mir ein Herz und meldete
mich für die Aufnahmeprüfung auf der
Falckenberg Schauspielschule in München
an. Es gibt dazu nicht viel zu sagen:
Ich fiel mit Pauken und Trompeten durch.
Die Gründe dafür nannten die Prüfer
nicht. Ein Brief informierte mich kurz
und knapp, dass ich nicht aufgenommen
worden war. Für das Vorspielen hatte ich
Goethes »Egmont« ausgewählt und spielte
das »Klärchen« mit tiefstem bayerischem
Dialekt. Dies und meine üppigen Formen
überforderten wohl die Jury. Ich vermute,
das war ihnen einfach zu viel. Heute kann
ich darüber lachen, aber damals war das
eine schreckliche Erfahrung.

Hätte ich die Prüfung bestanden, wäre
ich augenblicklich, ohne Abschluss von
der Schule gegangen, um mich der Schauspielerei zu widmen. Doch wie die Dinge
lagen, beendete ich die Schule, machte
mein Fachabitur und begann in München
Psychologie und Pädagogik zu studieren.
Mein Studium dauerte genau zwei Semes-
ter. Dann entschied ich mich, die Schauspielerei ernsthaft anzugehen.

Misserfolge machten
mich stärker

Nach der Ablehnung der Schauspielschule
war ich zunächst am Boden zerstört. Tagelang rang ich mit der Enttäuschung und
den Selbstzweifeln. Kummerspeck war die
sichtbare Folge. Dann, ganz allmählich,
kam eine andere Eigenschaft zum Vor-
schein, auf der ich letztlich meinen Erfolg
aufgebaut habe: Ich wollte nicht aufge-
ben, mich nicht durch einen Misserfolg
von meinem Weg abbringen lassen. Als
die erste Enttäuschung abgeklungen war,
besann ich mich auf mich selbst. Jetzt erst
recht, lautete mein Motto. Natürlich startete ich damit auch die nächste Diät.

Auch heute muss ich mit Ablehnungen
leben. Das liegt in der Natur meines Beru-
fes. Ein Produzent schickt ein Drehbuch
mit der Anfrage, ob man eine bestimmte
Rolle darin spielen möchte. Dann erfährt
man plötzlich, dass die Rolle mit einer anderen Schauspielerin besetzt wurde. Das
schmerzt. Jeder Schauspieler kaut daran.
Das ist in diesem Beruf eine durchgängige
Erfahrung. Glücklicherweise schwächt
sich das Gefühl der Enttäuschung im Lauf
der Jahre ab. Eine Absage ist für keinen
Menschen schön. Man soll es nicht persönlich nehmen, sagen Freunde, Agenten
und Regisseure, um zu trösten, aber man
tut es doch.

Doch im Grunde stehe ich voll und
ganz hinter der Aussage: Hinfallen ist in
Ordnung, liegen bleiben nicht. Wer liegen
bleibt, ist ein Verlierer. Nur wer immer
wieder aufsteht, ist ein Sieger. Wenn man
im Lauf der Jahre viele Rollen gespielt hat,
fällt eine ungespielte Rolle zum Glück
nicht mehr so ins Gewicht. Dennoch muss
jeder mit Ablehnung fertig werden, ob
im Beruf oder im Privatleben. Und nega-
tive Erfahrungen wie Misserfolg, Ablehnung, Liebeskummer, Einsamkeit – oder
einfach nur Langeweile – können Gründe
für Übergewicht sein.

Meine ersten Erfolge

Ich habe es kein zweites Mal bei der Falckenbergschule probiert, sondern die Aufnahmeprüfung bei einer anderen, privaten Schauspielschule gemacht. Die Schauspielschule von Ruth Zerboni in München war damals sehr anerkannt. Ich bestand die Prüfung und konnte endlich aktiv werden.

Nicht nur in meiner Branche, aber dort sicher vermehrt, gibt es Menschen, die ihre Auftritte zelebrieren. Sobald sie einen Raum betreten, ziehen sie das Publikum sofort in ihren Bann. Oft versteckt sich hinter dem offensiven Auftritt in Wahrheit nur ein Blender. Aber genauso häufig haben diese Menschen Erfolg mit ihrer »Hoppla-jetzt-komm-ich«-Natur. Ich gehöre nicht zu diesem Typ Mensch. Mein Tierkreiszeichen ist Krebs, und von denen sagt man, dass sie eher zurückhaltend agieren. In Prüfungssituationen wie bei einem Vorsprechen oder Casting, in denen man in möglichst kurzer Zeit etwas darstellen muss, um Produzenten und Regisseure zu überzeugen, bin ich nicht besonders gut. Ich scheitere in Situationen, in denen es heißt: Sie haben 30 Sekunden, zeigen Sie, was Sie können. Für mich muss man sich Zeit nehmen, mit mir muss man sich beschäftigen. Man erkennt mich erst auf den zweiten Blick.

Ich war überglücklich, dass sich auf dieser Schauspielschule jemand Zeit für mich genommen und mein Talent erkannt hatte. Endlich konnte ich die Schauspielerei erlernen. Doch die Theorie, die uns in der Schule vermittelt wurde, befriedigte

mich nicht lange. Ich wollte spielen. Ich wollte auf die Bühne und mein Können testen.

Anfang der 80er Jahre gründete ich mit Gleichgesinnten die Theatergruppe »Gag-fighting-Theater«. Wir waren eine bunt zusammengewürfelte Truppe, etwa zehn Leute, alle aus meiner Nachbarschaft. Und wir alle hatten nur ein Ziel: Theaterspielen. Zur gleichen Zeit, 1982, übernahm der Münchner Gastwirt Sepp Krätz die »Waldwirtschaft«. Auch heute gehe ich noch gerne in dieses Traditionslokal mit großem Biergarten im Münchner Süden. Sepp Krätz lud uns ein, in seinem Lokal aufzutreten. Das »Gag-fighting-Theater« spielte ein Comedy-Kabarett-Programm im Stil der heutigen Fernsehsendungen »Samstagnacht« oder »Die Wochenshow«. Wir ernteten viel Beifall, die Parodien auf das aktuelle Fernsehprogramm waren ihrer Zeit voraus. Unsere Auftritte waren so erfolgreich, dass der Bayerische Rundfunk auf uns aufmerksam wurde und ein Fernsehporträt über unsere Truppe ausstrahlte.

Üben, spielen, besser werden

Dieser Erfolg wiederum brachte mir großen Ärger in der Schauspielschule ein. Dort nahm man den elitären Standpunkt ein, dass man als unfertiger Schauspieler nicht vors Publikum treten durfte. Ich teilte diese Ansicht nicht und ließ mich auf meinem Weg nicht beirren. Ich tat das einzig Richtige und hörte auf meine Intuition. Und meine innere Stimme sagte mir laut und deutlich: spiel! Die Schauspielschule glich einem behüteten Nest, in dem man uns die Theorie des Spielens beibrachte. Aber da draußen, vor dem Publikum, da war das Leben, die Praxis. Ich wollte wissen, ob das, was ich lernte und über meinen Beruf dachte, auch bei den Zuschauern ankam. Ich hatte vor diesem Test keine Angst. Sollte ich scheitern, müsste ich halt weiter üben und besser werden. Denn natürlich war nicht jeder Auftritt gleich erfolgreich.

Die Bavaria Filmproduktion lud uns zu Probeaufnahmen ein. Dann bekamen wir jedoch eine Absage: Wir seien mit unserem Comedy-Programm nicht interessant genug fürs Fernsehen. 15 Jahre später sollten diese Inhalte Quotenrenner im Fernsehen werden.

Ich ging unbeirrt meinen Weg

Den eigenen Weg zu gehen ist nicht immer leicht. Man muss sich oft gegen eigene Zweifel und andere Ansichten durchsetzen. Um so mehr half mir die Unterstützung meiner Eltern und meines

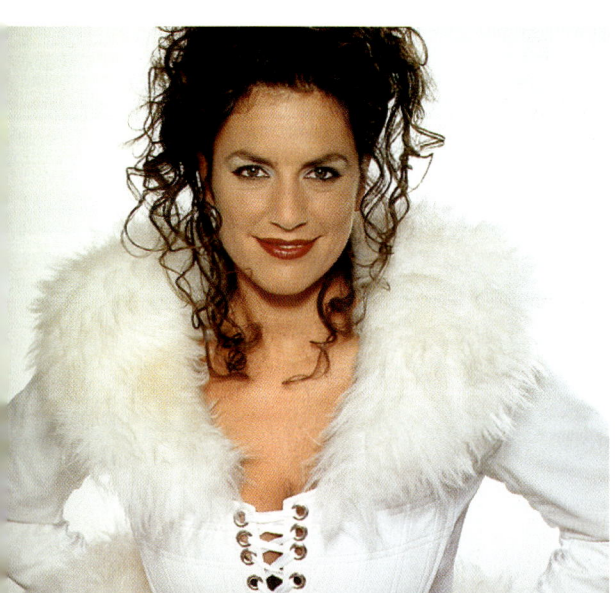

Mannes. Sie standen uneingeschränkt hinter mir und meinem Berufswunsch. Ihre Meinung dazu war offen und klar: Wenn ich unbedingt Schauspielerin werden wollte, dann musste ich es mit vollem Einsatz versuchen. Dies war während der Ausbildung ein großer Rückhalt für mich. Ich bekam immer öfter Ärger mit der Schauspielschule wegen meiner häufigen Theaterauftritte. Inzwischen hatte ich zudem Friedrich Wiedmer kennen gelernt, der ein kleines Tourneetheater leitete. Ich wurde Mitglied und tourte mit der Volkstheatergruppe durch Süddeutschland und Südtirol. In der Schauspielschule eckte ich damit derart an, dass ich schließlich eine endgültige Entscheidung traf: Ich gab die Schule auf.

Da ich noch zu Hause wohnte und meine Eltern mich auch finanziell unterstützten, konnte ich mir Schauspielunterricht bei einem Privatlehrer leisten. Wolfgang Büttner lehrte mich Sprechtechnik und Schauspiel, zusätzlich nahm ich Gesangs- und Tanzstunden. Mein Engagement sollte bald Früchte tragen. 1982 wurden alle jungen Schauspielerinnen aus München und Umgebung zu einem Casting in das Münchner Theater der Jugend am Elisabethplatz in Schwabing eingeladen. Intendant Jürgen Flügge suchte eine Schauspielerin für die Hauptrolle im Theaterstück »Rita, Rita«. Natürlich kamen auch meine Konkurrentinnen aus der Falckenbergschule, die mich einst abgelehnt hatte, zum Vorspielen. Was für ein Triumph, als diesmal die Falckenbergschule chancenlos blieb und ich die Rolle bekam.

Die erste richtige Gage

Mit dieser Hauptrolle verdiente ich meine erste richtige Gage. Während der Spielzeit war ich am Theater angestellt und bekam 1 200 Mark monatlich. Eine finanzielle Steigerung brachte ein Engagement am Stadttheater Ingolstadt, hier verdiente ich bereits gigantische 2 000 Mark. Doch auch wenn ich überaus stolz war, mit der Schauspielerei – meinem Traumberuf – tatsächlich regelmäßig Geld zu verdienen, war das Geld im Grunde nebensächlich. Für mich zählte nur, dass ich endlich als Schauspielerin anerkannt war und regelmäßig arbeiten konnte.

Durch meine Hauptrolle in »Rita, Rita« am Theater der Jugend wurden andere Regisseure und Produzenten auf mich aufmerksam. Ich bekam eine Rolle in einer Fernsehserie des Bayerischen Rundfunks: »Die Wiesinger«. Bernd Fischerauer führte Regie bei dieser historischen Serie, die die Geschichte einer bayerischen Bierbrauer-Dynastie erzählte. In der Serie entdeckte mich Intendant Hartmut Nolte, der mich ins Münchner Kellertheater über dem Landtag holte. Er plante, die Horvath-Dramatisierung »Fräulein Pollinger« zu inszenieren, und ich sollte die Hauptrolle spielen. Ich passte perfekt in das Zwei-Personen-Stück– nicht zuletzt wegen meiner »kräftigen« Figur.

Es hatte sich also gelohnt, dass ich mir selbst treu geblieben war. Die Entscheidungen der letzten Jahre hatten sich als gut erwiesen. Meine innere Stimme hatte wieder einmal recht behalten und mich zum Erfolg geführt.

Zwischen Nulldiät und Fressorgien

War Essen in der Kindheit lustvoll und unbelastet gewesen, so steuerte ich nun allmählich auf mein Höchstgewicht zu. Das genussvolle Essen während meiner Kindheit war nur noch Erinnerung. Meine heißgeliebten Brote mit Erdbeermarmelade oder Honig, der Eintopf meiner Oma und die Knödel mit Sauce standen längst auf einer Verbotsliste für mich.

Nach unzähligen Diäten schien alles, was ich aß, bei mir doppelt anzuschlagen. Ständig quälte ich mich mit Ernährungsregeln und Verboten herum, um sie dann doch wieder zu brechen und hemmungslos zu sündigen. Es wurde langsam gefährlich. Gerade das Verbot rückte die Esslust immer mehr in den Vordergrund. Zu dieser Zeit war ich zweifellos essgestört, und es kam zu verrückten Reaktionen. Eigentlich bewegte ich mich nur noch zwischen den zwei Polen »Nulldiät« und »Fressorgie«. Eine Zeit lang hielt ich eisern Disziplin und lebte mehr oder weniger von Luft. Dann brach die Disziplin zusammen, und ich stopfte alles Essbare regelrecht in mich hinein.

Gefangen im Schlankheitswahn

Das Zusammenwirken von Diät und Übergewicht, die psychischen und physischen Hintergründe, waren mir damals nicht bekannt. Wie komplex das Thema »Körper« ist, habe ich erst viel später erfahren. Zu dieser Zeit bestand mein Leben nur aus

Extremen: hungern oder schlingen. Fachleute nennen dieses Phänomen »Binge Eating«. Jeder Dritte, der eine Diät macht, kennt diese Essanfälle, bei denen nach einer Fastenphase auf einmal riesige Mengen verschlungen werden. Nach der Essattacke leidet man unter Schuldgefühlen und Depressionen. Und dann folgt – quasi als Bestrafung – die nächste Diät, die mit eisernem Willen durchgehalten wird. Solange ich in dieser Diätspirale steckte, kamen nach dem Hungern unausweichlich die Essanfälle.

Der Grund dafür ist mir heute klar. Im Rahmen der Diät sind nur kleine Portionen erlaubt. Eigentlich hungert und verzichtet man die ganze Zeit, denn alles, was schmeckt und glücklich macht, ist verboten. Die Disziplin funktioniert eine gewisse Zeit lang. Doch irgendwann, bei manchen früher, bei anderen später, versagen die Kontrollmechanismen. Dann verschlingt man – sozusagen als Ausgleich

MEIN TIPP

WARUM MACHT HUNGERN NICHT SCHLANK? Selbst Menschen mit größter Disziplin können nicht ein Leben lang Diät halten. Nach jeder Hungerphase wächst die Lust am Essen ins Unermessliche. Wer zu lange verzichtet, verliert irgendwann die Kontrolle, dann sind die verlorenen Kilos schnell wieder da. Wer sich falsch ernährt und dann das Übergewicht wieder herunterhungert, bewegt sich nur in Extremen. Dagegen wehrt sich der Körper instinktiv.

für den Verzicht – alles, was man in die Finger bekommt. Man verliert das Gefühl für seinen Körper, und trotz der Mengen an Essen stellt sich kein Sättigungsgefühl ein. Und so nimmt dieser Teufelskreis seinen Lauf.

Normales Essen ausgeschlossen

Solche Essstörungen führen manchmal zu noch größeren Problemen. Der Schlankheitswahn treibt gerade junge Mädchen in die Magersucht (Anorexie) oder Ess-Brech-Sucht (Bulimie). Zum Glück habe ich davor kehrt gemacht, aber ich kenne solche Fälle aus dem Bekanntenkreis. Mit unserem gestörten Essverhalten bleibt ein normales, erfülltes Leben und nicht zuletzt auch die Gesundheit auf der Strecke. Der Wahn, schlank sein zu müssen, beginnt mit Diäten. Wenn noch bestimmte psychische Faktoren dazu kommen, führt es leicht zu Bulimie oder Magersucht. Erzwungenes Erbrechen, die Einnahme von Abführmittel in großen Mengen oder die Totalverweigerung, überhaupt noch etwas zu essen, sind die Folge von einem falschen Figur-Ideal und psychischer Instabilität.

Hinzu kommt, dass sich unsere Ernährungsweise in den letzten Jahrzehnten völlig verändert hat. Das trifft in erster Linie auf die Industrieländer zu, in denen Übergewicht eine zunehmend »gewichtigere« Rolle spielt. In ärmeren Ländern, zum Beispiel in Asien, gibt es kaum dicke Menschen. Dort ernährt man sich überwiegend von Gemüse, es wird nur wenig Fett oder Zucker gegessen. Wir hingegen nehmen heute mehr Fett, mehr Zucker, mehr Fertiggerichte und insgesamt mehr von allem zu uns als noch vor 50 Jahren. Zusätzlich bewegen wir uns weniger, so dass unser Körper weniger Energie verbraucht. Wir müssen also lernen, unsere Lebensweise den veränderten Umständen anzupassen, also darauf zu achten, was wir essen und uns bewusst mehr bewegen.

Figurwahn, der krank macht

Das Therapie-Zentrum für Essstörungen (TCE) am Münchner Max-Planck-Institut für Psychologie führte 1999 eine Umfrage mit Gymnasialschülern durch. Dabei ermittelten die Forscher, dass jedes zweite Mädchen und jeder dritte Junge im Alter von elf Jahren mit seinem aktuellen Gewicht und seiner Figur unzufrieden ist. Die Kinder wollten in der Regel dünner sein und hatten alle schon einmal versucht dauerhaft abzunehmen, aber ohne nachhaltigen Erfolg.

Noch dramatischer ist das Ergebnis einer anderen Studie. Diese fand heraus, dass 20 Prozent der Mädchen, die sich zu dick fühlten, objektiv betrachtet unter Untergewicht litten. Dabei nimmt der Figurwahn sogar mit jedem Lebensjahr erschreckend zu. Zeigen die Hungerkuren nicht den gewünschten Effekt, greifen die Mädchen zu Abführ- und Entwässerungsmitteln. Der Markt dafür boomt genauso wie jener für überteuerte Light-Produkte.

Noch Besorgnis erregender ist die Zunahme der Essstörungen. Nach offiziellen Schätzungen sollen heute rund 600 000

MEIN TIPP

DIÄTEN WERDEN »KONSUMIERT« Obwohl wir heutzutage viel mehr über Ernährung und Abnehmen wissen, leiden zu viele Menschen an Übergewicht. Und immer noch finde ich in Frauenzeitschriften Diäten, die keinen Erfolg bringen können, da ihr Prinzip auf Hungern und nicht auf einer Umstellung der Ernährungs- und Lebensweise basiert. Das hat jedoch auch viel mit unserer Konsumhaltung zu tun: Wir wollen, dass alles – und eben auch das Abnehmen – möglichst problemlos und möglichst schnell klappt. Solange die Menschen diese Einstellung haben, solange werden sie immer und immer wieder auf Angebote hereinfallen, die schnellen Abnehmerfolg versprechen.

Frauen zwischen 15 und 35 Jahren an der Ess-Brecht-Sucht (Bulimie) leiden und rund 100 000 Frauen an Magersucht (Anorexia nervosa). Etwa 70 000 Männer sollen ebenfalls von diesen Krankheiten betroffen sein. So groß das Angebot an Lebensmitteln und an Informationen über die richtige Ernährung ist, so groß sind auch die Probleme im Umgang damit.

Denn die Warnungen der Fachleute stoßen mehrheitlich auf taube Ohren. Wissenschaftler haben längst herausgefunden, dass dünn sein nicht gleichzusetzen ist mit gesund sein. Im Gegenteil: Radikal- und Hungerkuren können krank machen, weil man sich über Wochen oder gar Monate mangelhaft und einseitig

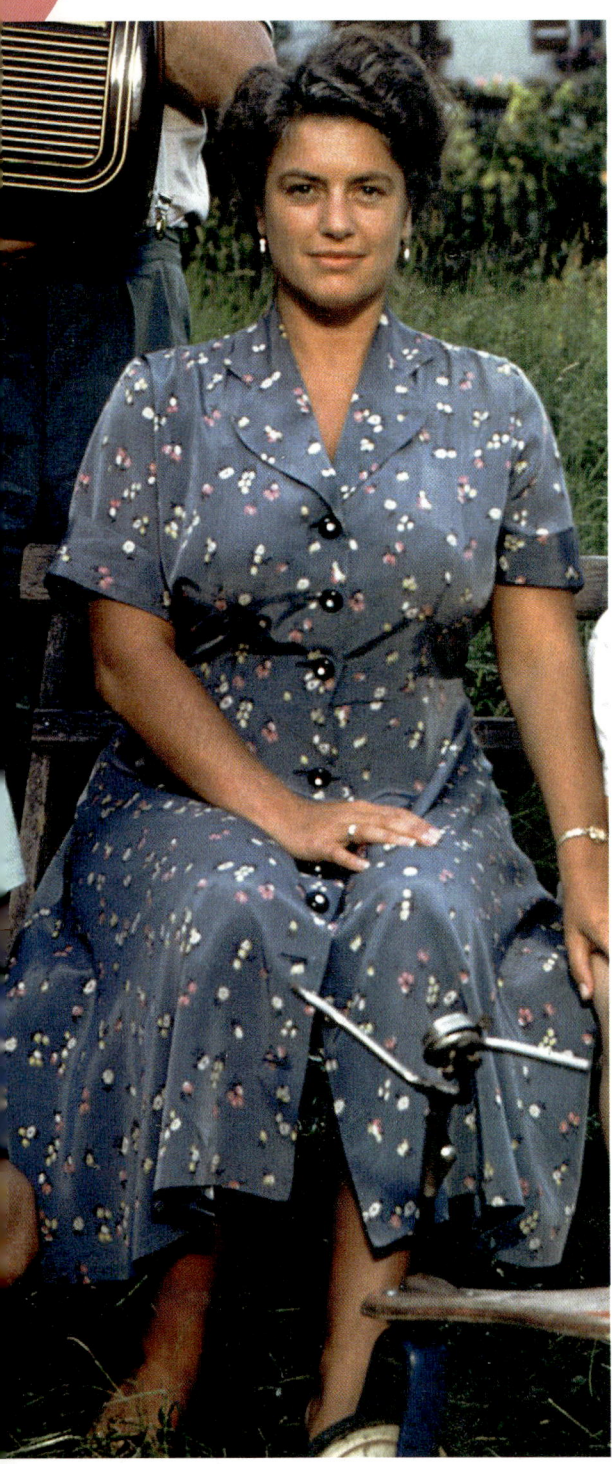

ernährt. Es ist längst bekannt, dass nur eine fett- und zuckerarme Ernährung positive Auswirkungen auf die Gesundheit hat. Trotzdem nehmen Übergewicht und ernährungsbedingte Krankheiten zu. Es kann doch nicht der Sinn des Lebens sein, dass wir uns nur mit unserer Figur und den Kalorien im Essen beschäftigen und zu keinem entspannten Verhältnis zu unserem Körper finden.

Aber leider gilt das Motto »lieber leicht gepolstert und dafür gesund und glücklich« längst nicht mehr. Es hat sich in unseren Köpfen festgesetzt, dass es nicht erstrebenswert ist, gut genährt zu sein. Wir müssen uns dünn hungern, um Erfolg, Attraktivität, Glück und Reichtum zu erlangen.

Ich habe gelesen, dass sich im Laufe der Jahre sogar die Proportionen der Schaufensterpuppen verändert haben. Sie haben heute zehn Zentimeter weniger Umfang an den Hüften und fünf Zentimeter dünnere Oberschenkel. Das sind Maße, die mit der Realität absolut nichts mehr zu tun haben. In diesem Zusammenhang fällt mir eine Szene aus einem James-Bond-Film ein. Als »Bond-Girl« Ursula Andress in ihrem legendären Bikini aus dem Meer stieg, war die weibliche Figurwelt noch in Ordnung. Sie ist schlank, hat aber auch durchaus weibliche Hüften und einen Busen, der diese Bezeichnung verdient. In den 60er Jahren war Ursula Andress ein absolutes Sexsymbol. Heute würde sie für ihre schönen Formen ein mitleidiges Lächeln ernten und den Hinweis, endlich eine Diät in Angriff zu nehmen.

Als starke Frau in der »Löwengrube«

Meine Figur hatte direkte Auswirkung auf meine berufliche Karriere. Einige Rollen sind mir aufgrund meines Übergewichts garantiert durch die Lappen gegangen. Andere wiederum bekam ich gerade deshalb. Schon zu Beginn meiner Karriere erwies sich meine damalige Figur überraschenderweise als Vorteil. 1986 spielte ich meine erste große Fernsehhauptrolle im ZDF-Film »Der Unfried«, bei dem Rainer Wolffhardt Regie führte. Dieser Film brachte den Durchbruch.

Ein Jahr später bekam ich das Angebot, in einer historischen Serie des Bayerischen Rundfunks, »Die Löwengrube«, die Rolle der Traudl Grandauer zu spielen. Ich bin überzeugt, das ich diese Frau mit einem schlanken Körper niemals so glaubhaft hätte spielen können. Willy Purucker hat diese wunderbare Familienchronik geschrieben, die am Beispiel einer Polizistenfamilie die Geschichte Deutschlands von 1918 bis 1954 erzählt. Ich spielte Traudl, die mit dem Polizisten Karl Grandauer, alias Jörg Hube, verheiratet war. Regisseur Rainer Wolffhardt, der mich in »Fräulein Pollinger« entdeckt und bereits für »Der Unfried« engagiert hatte, wollte mich für diese Rolle.

Die Dreharbeiten begannen 1987. In fünf Jahren Drehzeit entstanden 32 Folgen à 60 Minuten Länge. Zu Beginn der Serie ist Traudl Grandauer eine 20-jährige Frau, die das Ende des Ersten Weltkriegs erlebt. Die Geschichte endet mit dem Beginn des deutschen Wirtschaftswunders. Traudl ist inzwischen 55 Jahre alt, hat zwei Söhne geboren und zwei Kriege überstanden. Ich musste die Entwicklung dieses Charakters und das Altern dieser Frau darstellen. Am Ende erscheint Traudl als Matrone, die nach langen Jahren der Entbehrung den Überfluss des Wirtschaftswunders genießt. Ich erinnere mich an eine wunderbare Szene, die ich spielen musste – spielen durfte: Endlich gab es wieder etwas zu essen, und Traudl genießt es sichtlich, ein Tortenstück nach dem anderen in den Mund zu schieben. In diesem Fall unterschieden wir uns nicht wesentlich.

Keine Figurprobleme vor der Kamera

Der Bayerische Rundfunk startete die Ausstrahlung der »Löwengrube« im Jahr 1989. Die Schlussklappe fiel 1992. Die Auszeichnung mit dem Adolf-Grimme-Preis krönte diese Arbeit. Während der Dreharbeiten zur »Löwengrube« gab es einige rollenbedingte Schwankungen bei meinem Gewicht. Die Serie zeigt sehr genau und detailgetreu das Leben in diesen Jahren. Für die Dreharbeiten der Szenen, die während des zweiten Weltkrieges spielten und von Hunger und Entbehrung geprägt waren, hatte ich gerade eine erfolgreiche Diät hinter mir. Als wir später die Szenen zu Zeiten des Aufschwungs drehten, nahm ich wieder zu. Mein Kostüm für die Rolle verstärkte das matronenhafte Aussehen noch.

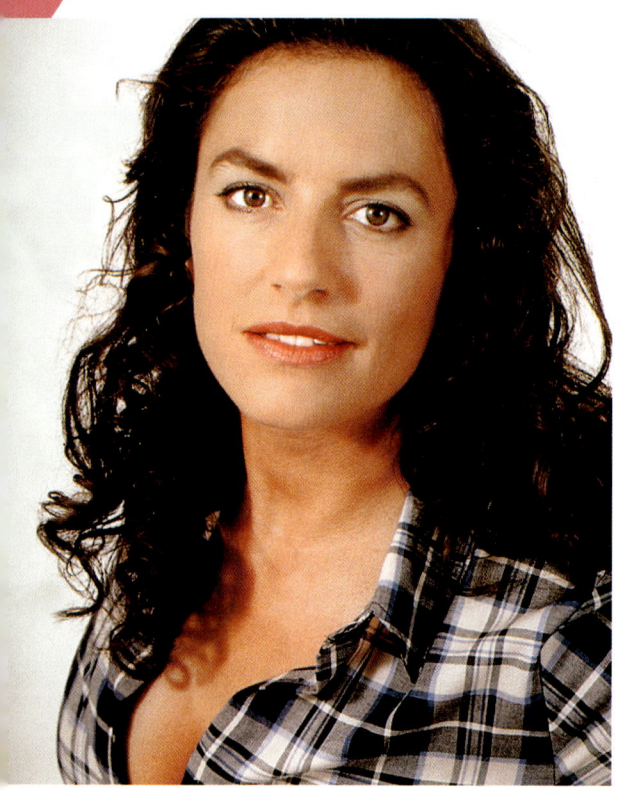

1990, während der Dreharbeiten zur »Löwengrube«, heirateten Lambert und ich. Und gegen Ende der Dreharbeiten wurde ich schwanger. Unser Sohn, der im Sommer 1992 zur Welt kam, war ein Wunschkind. Ich wollte dieses Kind schon lange, doch ich hatte das Ende der Dreharbeiten abgewartet, um Zeit für das Baby zu haben. Dass die Schwangerschaft mein Leben verändern würde, wusste ich; dass sie auch eine große Wende für meine Gewichtsprobleme werden sollte, ahnte ich damals noch nicht.

Die Schwangerschaft war der Wendepunkt

Für die Rolle waren die Pfunde ein Gewinn; privat empfand ich sie als ungeheure Last. Ich lebte in einem Zwiespalt: Als Schauspielerin in einer Rolle hatte ich kein Problem mit meiner Figur. Solange es zur Rolle passte, war es mir gleichgültig, ob ich dick oder dünn war. Diese Phasen wechselten sich ja ständig ab, wobei die übergewichtigen Phasen überwogen. Ich hatte zu keiner Zeit Hemmungen, mich mit meiner Figur als Schauspielerin zu präsentieren. Als Privatperson sah das anders aus. Ich hatte ein Bild von mir im Kopf, dem ich nicht entsprach. Ich baute einen Druck in mir auf und kämpfte mit dem Abnehmen. Ich war nicht im Einklang mit meinem Körper.

Am Beginn meiner Schwangerschaft hatte ich mein absolutes Höchstgewicht erreicht. Der Gedanke, wie viel ich in den nächsten neun Monaten noch zunehmen würde, versetzte mich in Panik. Ich versuchte die Vorstellung zu verdrängen. Doch mein Körper wehrte sich auf seine Art gegen den Figurkollaps. Wie viele Schwangere wurde ich in den ersten Wochen von schrecklicher Übelkeit geplagt. Zum ersten Mal in meinem Leben dachte ich an alles, bloß nicht ans Essen. Allein der Gedanke daran trieb mich ins Badezimmer. Nach drei Monaten verschwand die Übelkeit, endlich hatte sich mein Körper an den neuen Zustand gewöhnt. Anstatt durch die Schwangerschaft zuzunehmen, hatte ich nun erst einmal fünf Kilo verloren.

In »anderen Umständen« zu sein bewirkte bei mir auch ein Umdenken in Sachen Ernährung. Solange ich für mich allein verantwortlich war, konnte ich Raubbau mit meinem Körper treiben. Doch einem Kind wollte ich meinen Kampf mit den Pfunden nicht zumuten. Mit Rücksicht auf mein Baby strebte ich eine gesunde Ernährung an. Dieser Impuls war notwendig, um mein Essverhalten zu überdenken und schließlich dauerhaft zu verändern.

Eine Entscheidung fürs Leben

Das erste, was ich aus meinem bisherigen Leben strich, waren Diäten. Damit sollte wenigstens während der Schwangerschaft Schluss sein. Ich ging davon aus, dass ich die nächste Diät nach der Geburt beginnen würde, um die Folgen der Schwangerschaft zu bekämpfen. Als zweites verzichtete ich ausnahmslos auf Alkohol. Bei dem heutigen Wissensstand über die Auswirkung von Alkohol auf Föten war das für mich selbstverständlich.

Die dritte und wichtigste Veränderung jedoch war, dass ich »normal« zu essen begann. Zum Wohle meines Kindes stand gesunde Ernährung im Vordergrund. Ich aß mehr Obst, Salat und Gemüse; Süßigkeiten wurden zur Nebensache. Wenn mir der Sinn nach Schokolade stand, dann naschte ich, ohne es zu bereuen. Doch die Lust kam selten auf. Die Veränderung ging schleichend voran. Es war nicht der radikale Schritt nach dem Motto, jetzt mache ich alles anders. Allein der Abschied vom Diätleben brachte ein neues Denken und Verhalten mit sich.

Die Kontrolluntersuchungen während der Schwangerschaft zeigten, dass sich mein Kind völlig normal entwickelte. Während das Baby in meinem Bauch wuchs und zunahm, passierte mit mir genau das Gegenteil. Nach der Geburt war etwas Unglaubliches eingetreten: Ich wog weniger als vor der Schwangerschaft! Ohne zu hungern hatte ich sieben Kilo abgenommen. Das Stillen nach der Geburt tat sein Übriges. Ich stillte fast ein Jahr, und am Ende wog ich über 15 Kilogramm weniger als zu Beginn meiner Schwangerschaft. Zum ersten Mal im Leben hatte ich ein seltsames Gefühl, das ich bis dahin nicht gekannt hatte: Ich fühlte mich zu dünn, fast ausgezehrt.

Ohne Zwang und praktisch ganz unbewusst hatte ich durch Schwangerschaft und Stillzeit zu einem normalen Essrhythmus zurückgefunden und nebenbei richtig viel abgenommen. Das gab mir zu denken.

Vom Diät-Junkie zum Vollweib

Wer sich erst einmal in der Diätspirale befindet, zeigt Verhaltensweisen, die an eine Sucht erinnern. Alles dreht sich nur um das eine. Die Droge ist Essen – besser gesagt nicht zu essen. Ob man die Dosis verringert oder nicht, der Erfolg bleibt aus . Die Zahl der Diäten steigt, ihr Verlauf nimmt drastischere Formen an. Die Schwangerschaft hatte mir den »Entzug« abgenommen, der Teufelskreis war durchbrochen. Ich entschied mich nun ganz bewusst dafür, meine Diät-Karriere zu beenden: Ich wollte nie mehr hungern.

Die Schwangerschaft veränderte mein Leben. Vieles, was mir bisher wichtig erschien, wurde nebensächlich. Bevor mein Sohn geboren wurde, war ich oft unausgeglichen, das lag vor allem an meinen Gewichtsproblemen und meinem fehlgeleiteten Körperbewusstsein. Diese Launen kenne ich heute nicht mehr. Da ich mich in meiner Haut wohl fühle, geht es mir auch mental gut. Das neue Gewicht brachte eine neue Phase, mit der neuen Figur brach eine neue Ära an.

Ich hatte in knapp zwei Jahren fast automatisch 15 Kilo abgenommen und mein Idealgewicht erreicht – das war weit mehr, als mir alle Diäten bisher gebracht hatten. Dass Diäten auf Dauer nichts nutzen, war allzu offensichtlich. Doch jetzt stellte sich die Frage: Wodurch hatte ich abgenommen? Die Antwort lag auf der Hand. Ich hatte angefangen, wieder »normal« zu essen. In der Schwangerschaft hatte ich zum ersten Mal auf meinen Körper gehört. Er sagte mir genau, was und wie viel ich essen sollte. Ich hatte außerdem Sport getrieben und das Abnehmen dadurch unterstützt.

Ich denke gerne an die fünfjährige Drehzeit zur »Löwengrube« zurück. Schauspielerisch war die Rolle, die ich in der TV-Serie gespielt hatte, eine Herausforderung. Aber trotzdem wollte ich in Zukunft nicht nur solche »körperbetonte« Frauenfiguren spielen. Ich stand ja noch am Anfang meiner Karriere. Es besteht bei Schauspielern immer die Gefahr, auf einen Typ festgelegt zu werden. Dem konnte ich nur entgehen, wenn ich meine Figur nachhaltig ändern würde.

Mit dem Abnehmen kam der Erfolg

Nach der Schwangerschaft schlank geworden, erlebte ich nicht nur positive Reaktionen. Bisweilen traf ich auf Enttäuschung, weil ich ja gar nicht so aussähe wie in der »Löwengrube«; in Natur sei ich viel schlanker. Zum Glück blieben diese Reaktionen die Ausnahme – sie zeigten aber auch, dass nicht jeder Dicksein automatisch negativ bewertet. Ich selbst war mit meinem neuen Gesicht viel zufriedener, meine Wandlung hatte ein verändertes Aussehen und Auftreten zur Folge, und das wiederum brachte neue Rollenangebote mit sich. Seit ich schlank bin, sind mein Selbstvertrauen und meine Zufriedenheit gewachsen. Diese neue Ausstrahlung beeinflusste nicht nur die Menschen, die mich umgaben. Beruflich machte ich einen großen Schritt. Ich spielte immer mehr Hauptrollen, und die Frauen, die ich darstellte, waren jung und stark.

Mein Mann freute sich über diese Entwicklung. Er hatte zwar bislang nur punktuell meine gewichtsbedingten Krisen miterlebt. Ich hatte stets versucht, meinen Figur-Frust mit mir selbst auszumachen. Aber natürlich bekam er meine schlechte Laune mit, wenn meine Unzufriedenheit wieder einmal ihren Höhepunkt erreicht hatte. Gewichtsprobleme waren und sind für Lambert ein Fremdwort. Er liebt Sport, und in seiner freien Zeit läuft er regelmäßig, er spielt Fußball und Squash. Unser Sohn hat glücklicherweise die Figur und den Bewegungsdrang meines Mannes geerbt.

Twiggy – Liebe auf Diät

Eine meiner Fernsehrollen erinnerte mich – gleich einer Warnung – an meine früheren Gewichtsprobleme. In der Komödie »Twiggy – Liebe auf Diät«, die erstmals am 12. Januar 1998 im ZDF ausgestrahlt wurde, drehte sich alles um den Kampf gegen die Pfunde, den eine Wunderdiät beenden sollte. Es machte mir großen Spaß, die Rolle einer »pfundigen« Frau zu spielen. Ich hatte ja meine Diät-Laufbahn längst hinter mir.

In »Twiggy – Liebe auf Diät« spiele ich Annerose, Mitarbeiterin einer Werbeagentur, die sich ständig mit dem Abnehmen quält. Ihr übergewichtiger Kollege Ludwig (Oliver Stern) hingegen hat überhaupt kein Problem mit seinen 130 Kilo. Schokoladentorte, Käsetrüffel, Krautwickel – Ludwig schmeckt alles, und er fühlt

sich sauwohl dabei. Während ich in dieser Rolle eine Diät nach der anderen ausprobiere, schlemmt er ohne Reue oder Hemmungen. In einer Szene betritt er am Morgen das Büro, wedelt mit einem knusprigen Croissant vor meiner Nase herum und beißt herzhaft hinein, während ich missmutig meinen Magerquark löffle.

Doch dann bekommt die Agentur einen neuen Auftrag, und die beiden sollen die Werbekampagne für ein brandneues Schlankheits-Produkt namens »Schlank-o-matic« entwickeln. Für die Werbespots suchen sie den optimalen Kandidaten: Er muss dick sein und dann durch Einnahme des Diät-Produkts in einer bestimmten Zeit erfolgreich abspecken. Durchführung und Ergebnis sollen überwacht werden.

Bei einem Casting werden Probeaufnahmen mit verschiedenen Dicken gemacht und dem Auftraggeber präsentiert.

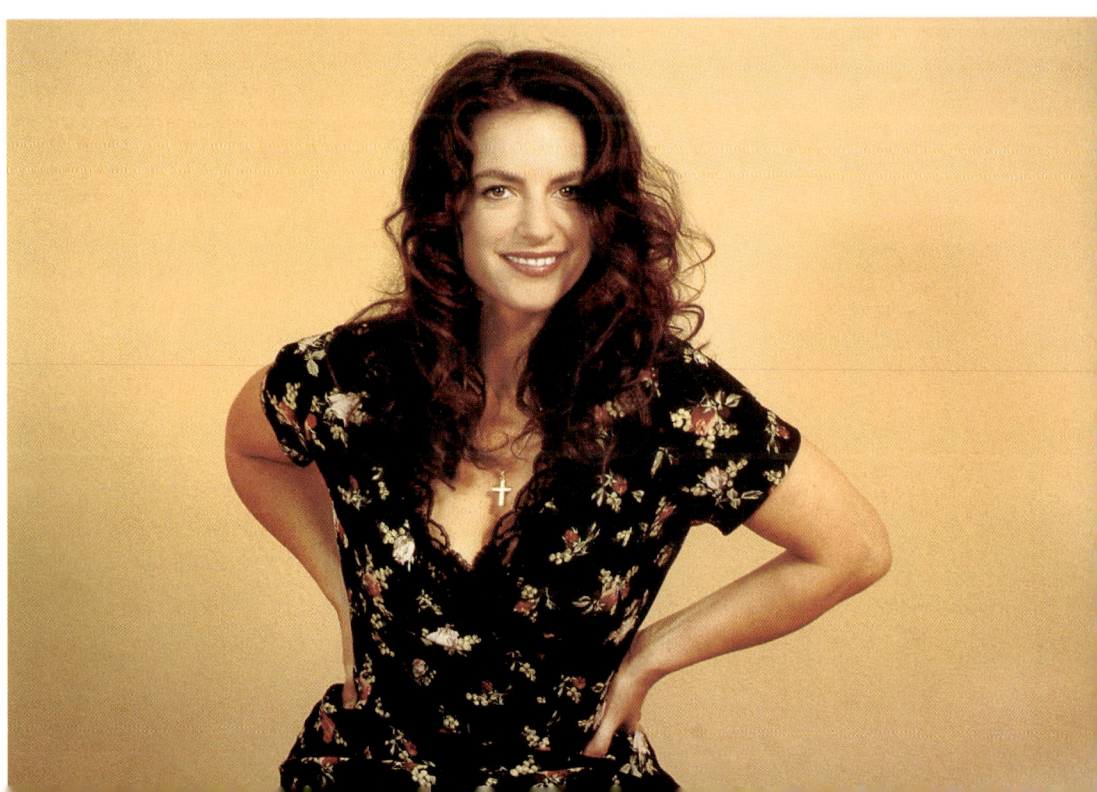

34

Der Kunde trifft eine überraschende Wahl: Ludwig, also mein Kollege im Film, soll für die Kampagne vor die Kamera. Vor den Augen der Öffentlichkeit soll er innerhalb von drei Monaten massiv abspecken. Ludwig hat keine Wahl: Entweder er macht mit und nimmt ab, oder er wird gefeuert. Ich unterstütze ihn tatkräftig beim Abnehmen, und zum ersten Mal sind wir Leidensgenossen. Aus der engen Zusammenarbeit entwickelt sich natürlich mehr. Zunächst nimmt Ludwig erfolgreich ab, doch dann kommt der Rückfall, der zur »Katastrophe« führt. Ludwig ist am Ende seiner Kraft, nach andauernder Hungerzeit ist sein Wille gebrochen. In einer Fernseh-Talkshow outet er sich als Versager und erleidet einen Zusammenbruch. Die Werbekampagne ist damit gescheitert, der Auftraggeber entsprechend erbost, und wir beide verlieren unseren Job. Doch diese Entwicklung bedeutet ein Happyend für uns, denn mit einem Schlag kehrt unsere Lebensfreude zurück. Wir beide finden zueinander und werden glücklich. Und Diäten gehören der Vergangenheit an.

Ich habe diese Rolle mit großem Vergnügen gespielt. Denn in dem Film wird wunderbar dargestellt, wie der Schlankheitswahn einem letztlich die Freude am Leben nimmt. Ständig Diät halten zu müssen macht unzufrieden und missmutig, und die Freude an der erhungerten schlanken Figur ist meist nur von kurzer Dauer. Da ist es doch viel erstrebenswerter, Spaß am Essen und am Leben zu haben, auch wenn die Figur nicht dem gängigen Schlankheitsideal entspricht.

Schlankheitswahn aus Hollywood

Das gängige Schönheitsideal ist zum einen unrealistisch – siehe die klapperdürren magersüchtigen Models. Zum anderen ist es abhängig von der Zeit und der Mode, was als »schöne Figur« bezeichnet wird. Als Rubens seine Frauen malte, entsprachen ihre üppigen Rundungen dem damaligen Schönheitsideal. Heute beeinflussen vor allem die Medien unser verqueres Bild von Schlankheit.

Ich habe ein Interview mit der Schauspielerin Franka Potente (»Lola rennt«) gelesen, die zu ihren Dreharbeiten in Hollywood und ihren Erfahrungen dort befragt wurde. Franka Potente hat eine völlig normale Figur so wie die meisten jungen Frauen in ihrem Alter. Im Interview ge-

MEIN TIPP

WANN IST EINE FIGUR PERFEKT? Eine allgemeingültige Idealfigur gibt es nicht. Jeder Körper ist anders und auf seine eigene Weise perfekt. Das angebliche Schönheitsideal, das Modemacher und Medien diktieren, wird von ihnen selbst so gut wie nie erfüllt. Machen Sie sich frei von diesen falschen Diktaten und absurden Figurvorstellungen. Eine realistische Selbsteinschätzung, gepaart mit gesundem Selbstbewusstsein, ist die beste Voraussetzung für eine schöne Figur und eine zufriedene Ausstrahlung.

stand sie, dass sie sich in den USA dick vorkommen sei. Die amerikanischen Schauspielerinnen waren im Gegensatz zu ihr wahnsinnig dünn, besser gesagt unterernährt. Der amerikanische Erfolgs- autor Tom Wolfe fand in seinem Roman »Im Fegefeuer der Eitelkeiten« eine tref- fende Bezeichnung für diesen Frauentyp: Er nannte sie »Röntgenbilder«. Sie waren so abgemagert, dass sie beinahe »durch- sichtig« wirkten.

In den Augen der meisten Amerikaner im Filmbusiness ist Kleidergröße 34 für Frauen normal, optimal jedoch »Größe 32«, also Kindergröße. Wer Größe 36 trägt, gilt bereits als kräftig. In diesem Schlank- heitswahn liegt eine große Gefahr, denn eine solche Einstellung fördert Essstörun- gen. Wir Frauen müssen dagegen halten, damit uns dieses falsche Bild nicht einnimmt. Man muss sich dem Einfluss entziehen, aber das fällt nicht immer leicht. Denn auch bei uns werden in den Medien solche unrealistischen Maße propagiert. Wenn man diesen abstrusen Vorstellung folgt, dann wäre vermutlich eine BH-Körbchengröße von »A minus« das Traumziel. Ich kann jedoch ganz gut damit leben, von manchen Journalisten als »barock« bezeichnet zu werden.

Sich dem Schlankheitswahn entziehen

Wenn durch solche Kommentare oder unvorteilhafte Bilder in Zeitschriften und Filmen Zweifel an meiner Figur aufkeimen, meldet sich inzwischen zum Glück mein gesunder Menschenverstand. Die Medien

> **MEIN TIPP**
>
> **WELCHES GEWICHT IST DAS RICHTI- GE?** Die Maßangabe in Kilogramm hat keine Aussagekraft, weil Menschen mit gleichem Gewicht unterschiedliche Figu- ren haben. Muskulöse Menschen bringen mehr Gewicht auf die Waage, haben aber trotzdem eine schlankere Figur. Denn Fett wiegt weniger als Muskeln. Deshalb lohnt sich der Kauf einer Waage, die den Kör- perfettanteil misst. Nicht das Körperge- wicht ist entscheidend, sondern der An- teil des Körperfetts (siehe dazu Seite 51).

wollen uns einreden, diese magersüchti- gen Frauen sähen wunderbar aus. Aber bei ihrem Anblick, wenn sie auf »Storchen- beinen« über den Laufsteg stolzieren, überfällt mich das Grausen. Ich weiß, dass selbst schlanke Frauen von solchen Modevorgaben verunsichert werden. Darum hoffe ich, mein Buch macht Ihnen allen Mut, zu Ihrer Weiblichkeit und Ihren Kurven zu stehen, egal ob Sie barock, pfundig oder auch zaundürr sind.

Individuelle Traumfiguren

Es wird immer so getan, als ob es bei einer Frau am wichtigsten sei, wie sie aussieht und welche Figur sie hat. Das stimmt natürlich nicht. Man(n) versucht uns glauben zu machen, daß wir Frauen jung, schlank und schön sein müssen, egal wie alt wir sind und wie viele Kinder wir zur Welt gebracht haben. Bei Männern sind Figur und Aussehen eher zweitrangig.

In Spielfilmen ist es an der Tagesordnung, dass der 60-jährige Mime eine 30-jährige Schauspielerin an der Seite hat. Bei einer Politikerin wurde in den Medien tagelang der Haarschnitt diskutiert. Mir gefallen die Frisuren von einigen Männern aus der Politszene auch nicht. Aber das ist natürlich kein Thema für die Medien, in der Kritik stehen immer nur wir Frauen.

Welches Frauenbild gerade angesagt ist, schreiben uns vor allem männliche Modemacher vor. Ich weigere mich, dem Diktat dieser Modeschöpfer zu folgen. Die dünnen, flachbrüstigen Geschöpfe, die über den Laufsteg huschen, haben doch mit Frausein nichts mehr zu tun. Solche ausgemergelten Körper sind nicht schön – sie sind einfach nur dürr. Um so mehr freue ich mich, dass Modeschöpfer teilweise auch den Frauentyp »Vollweib« wieder entdeckt haben. Seit Laetitia Casta über den Laufsteg geschwebt ist, sind weibliche Rundungen offenbar wieder mehr gefragt und angesagt. Mir persönlich gefällt Laetitia viel besser als zum Beispiel Kate Moss. Laetitia hat Ausstrahlung und sieht toll aus. Sie steht zu ihren weiblichen Formen.

Ein Vollweib hält nichts von ausgehungerten Frauen, die wie Knaben aussehen. Ich mag meinen Körper und bin stolz auf meine Kurven. Natürlich möchte ich schlank sein, aber meine Formen will ich nicht verlieren. Eine Frau, die sich in ihrer Haut wohl fühlt, strahlt das auch aus, egal wie viele Kilos sie auf die Waage bringt. Es ist gut zu wissen, dass sich in der Trend setzenden Mode allmählich eine Wende hin zur fraulichen Figur vollzieht.

Wohlfühlgewicht braucht keine Waage

Mit meiner Waage zu Hause stand ich jahrelang auf Kriegsfuß. Die Gewichtskontrolle führte mich regelmäßig an den Rand des Nervenzusammenbruchs. Mein Körper neigt dazu, Wasser zu speichern, und die Waage zeigte in solchen Phasen plötzlich fünf Pfund mehr an als am Vortag. Welch ein Alptraum! Irgendwann habe ich den Kampf aufgegeben und die Waage ignoriert. Das mache ich übrigens heute noch, und nur äußerst selten checke ich mein Gewicht. Ich brauche diese Angabe in Kilogramm nicht. Ich kenne mein Wohlfühlgewicht ganz genau. Und das lässt sich erspüren, nicht in Kilogramm messen.

Ich zweifle außerdem grundsätzlich am Sinn der Waage, da die Maßangaben keine vernünftige Auskunft über das Gewicht geben. Menschen mit gleicher Körpergröße haben völlig unterschiedliche Figuren. Ein laut Waage identisches Gewicht in Kilogramm beweist noch nicht, dass beide Figuren wirklich schlank oder in Form sind. Manche Menschen haben ganz dünne Arme und Beine, dafür konzentriert sich das Übergewicht ausschließlich am Bauch. Bei anderen ist das gleiche Gewicht gleichmäßig verteilt, und die Figur erscheint in harmonischen Proportionen, auch wenn etwas Übergewicht besteht. Trotzdem steht eine Waage bei mir im Badezimmer. Es ist jedoch eine besondere Waage, denn sie kann mehr als nur die

Kilos anzeigen: Sie misst speziell den Körperfettanteil, also wie viel Prozent des Gewichtes das Fett ausmacht.

Mein persönliches Wohlfühlgewicht messe ich an einer uralten Jeans. Ich trage diese Hose schon lange nicht mehr, aber sie bleibt trotzdem in meinem Schrank hängen. Wenn diese Jeans ohne Kneifen passt und sich der Reißverschluss einfach schließen lässt, dann habe ich mein Wohlfühlgewicht. Das ist keine feste Zahl, die ich auf meiner Waage ablesen kann. Ich spüre es, wenn ich rundherum gut in Form bin. Darum muss ich mich nicht jeden Tag wiegen.

Kalorienzählen ist mega out

Wenn sich die Gedanken nur noch ums Essen und die Kalorien drehen, man vor jedem Bissen Angst hat, weil er dick machen könnte, dann stimmt etwas nicht mehr. Ich halte überhaupt nichts vom Kalorienzählen. Wer nur die Kalorien verringert, nimmt auf Dauer nicht ab. Der Körper gewöhnt sich an die geringere Kalorienzufuhr, er verbraucht einfach immer weniger, und irgendwann läuft er nur noch auf Sparflamme. Die Folge ist: Man isst immer weniger, verzichtet auf alles, was schmeckt und hat trotzdem keine gute Figur. Das ist natürlich äußerst frustrierend.

Für mich hat Essen jedoch mit Lust und Lebensfreude zu tun. Heute genieße und schlemme ich. Da ich meine Ernährung entsprechend umgestellt habe, kann ich das ohne schlechtes Gewissen tun. Ich schlage auch mal über die Stränge, aber das ist leicht wieder auszugleichen, wenn es eine Ausnahme bleibt und ich im Alltag meine ausgewogene Ernährungsweise beibehalte.

Ein Vollweib zeigt, was es hat

Ob Vollweib, drall oder barock – die Ansicht liegt im Auge des Betrachters. Vollweib ist die wohlwollende Umschreibung für eine weibliche Figur mit gut geformten Kurven und Proportionen. Wer knabenhafte Frauenkörper als das perfekte Maß sieht, bezeichnet Figuren wie die meine vermutlich als drall. Für mich spielt das keine Rolle. Ein Vollweib zeichnet sich auch durch seine Ausstrahlung und Präsenz aus. Das Auftreten zeigt, dass man zu sich selbst steht, und das macht attraktiv.

Deshalb trage ich figurbetonte Mode. Es ist ein Irrglaube, dass man eine üppige Figur in sackartigen Gewändern verstecken muss, um schlanker auszusehen. Solche Outfits lassen die Figur eher noch voluminöser erscheinen. Und was spricht dagegen, weibliche Formen zu betonen? Ich bevorzuge Kleider, die in einer sanften Linie meinen Körper umschmeicheln. Das gilt auch fürs Dekolletés. Ich habe mit meinem großen Busen kein Problem, sondern fühle mich damit wohl und brauche ihn nicht zu verstecken. Ein schöner Ausschnitt ist immer ein Blickfang. Das bedeutet, seine Weiblichkeit zu zeigen und zu betonen, nicht aufzudrängen.

Zellulitis bereitet mir kein Kopfzerbrechen

Lieblingsthema unter Frauen in Sachen Figur ist der Kampf gegen die Zellulitis. Fettzellen drücken sich durchs Bindegewebe und zeichnen sich als Dellen auf der Haut ab. Jede Frau bekommt diese so genannte Orangenhaut, denn das weibliche Bindegewebe ist anders konzipiert als das männliche. Das Gewebe soll sich während der Schwangerschaft dehnen und ist deshalb nachgiebiger. Auch haben Frauen genetisch bedingt mehr Unterhautfettgewebe. Der gesunde Körperfettanteil bei Frauen beträgt je nach Alter zwischen ca. 21 bis 35 Prozent, bei Männern hingegen nur 8 bis 24 Prozent.

Den Kampf gegen die Zellulitis werden wir Frauen nie gewinnen können. Aber man kann das Gewebe durch Sport und Schlankheit straffen. Weniger Fettzellen bedeuten weniger Zellulitis, festeres Bindegewebe verhindert, dass die Haut Wellen schlägt. Ich versuche, meine Figur durch Sport in Form zu halten. Und die Schwachstellen, die nun mal da sind, akzeptiere ich.

Beim Baden im Urlaub trage ich meinen Bikini oder Badeanzug mit der gleichen Selbstverständlichkeit wie die jungen, superschlanken Mädchen. Ich würde jedoch niemals die Hüllen ganz fallen lassen. Oben ohne oder String-Tanga? Nicht für mich. Das ist nichts für ein Vollweib. Ich muss nicht alles zeigen, ein kleiner Rest von mir bleibt privat; auch im Film. Ein gut sitzender Bikini ist allemal reizvoller als die totale Enthüllung.

Schlank in drei Stunden?

Eines der vielen angepriesenen Wundermittel gegen Übergewicht ist das Fettabsaugen. Mittlerweile gibt es sehr schonende Methoden, bei denen bis zu vier Liter Fett entfernt werden können. Aber einen solchen Eingriff sollte man sich gut überlegen. Fettzellen verhalten sich wie Luftballons: Bei einer Diät verlieren sie ihren Inhalt – das Fett – und schrumpfen. Nach einer Hungerkur füllen sie sich jedoch schnell wieder auf. Beim Absaugen verschwinden die Fettzellen zwar für immer, aber wer nach dem Eingriff wieder zunimmt, bildet neue Zellen an anderer Stelle aus. Deshalb hilft das Absaugen grundsätzlich nicht, wenn man seine Ernährungsgewohnheiten nicht ändert.

Wer rund herum etwas zu viel Gewicht hat, für den kommt das Fettabsaugen sowieso nicht Frage. Hier hilft nur die Umstellung der Ernährung und Bewegung. Durch das Absaugen kann zwar die Kontur verbessert werden – Oberschenkel werden deutlich schmaler, ein Bauch flacher, Oberarme dünner – aber ohne gesunde Ernährungsgewohnheiten und genügend Bewegung hält das Ergebnis nicht lange an.

Es gibt jedoch Frauen und auch Männer, bei denen sich die Fettdepots auf ganz bestimmte Stellen konzentrieren. Sie haben eine schöne Figur, nur an den Außenseiten ihrer Oberschenkel zum Beispiel sammelt sich viel Fett. Extreme Reiterhosen oder Fettdepots am Unterbauch wird man durch Diät oder Sport nicht los. In solchen Fällen halte ich das punktuelle Absaugen für vertretbar.

Zu einem Vollweib gehört die Sünde

Seit ich meine Ernährung umgestellt habe, gehören Gewichtsprobleme der Vergangenheit an. Ich fühle mich jetzt wohl in meiner Haut, und dieser Zustand ist seit vielen Jahren stabil. Die extremen Gewichtsschwankungen finden nicht mehr statt. Hungern, abnehmen und wieder zunehmen gibt es bei mir nicht mehr. Ich habe mein Wohlfühlgewicht erreicht. Aber vor kleinen Sünden bin ich natürlich trotzdem nicht gefeit. In der Weihnachts- oder Urlaubszeit kann ich den Verlockungen nur schwer widerstehen. Und offen gestanden will ich es auch nicht.

Doch im Gegensatz zu früher verzeiht mir mein Körper heute die kleinen Sünden. Es ist nicht mehr wie in alten Zeiten, als die Dämme brachen und ich hemmungslos Süßigkeiten naschte. Zur Weihnachtszeit esse ich inzwischen wieder Lebkuchen und Zimtsterne und trinke Glühwein. Aber da ich es mir nicht verbiete, hält sich das Sündigen in normalen Grenzen. Das Wichtigste ist dabei: Sündigen Sie ohne Reue und genießen Sie den Moment. Wenn Sie naschen, dann mit ganzem Herzen und voller Wonne. Eine Sünde mit schlechtem Gewissen wiegt doppelt schwer.

Nach der Weihnachts- oder Urlaubszeit habe ich – wie die meisten Menschen – zwei bis vier Kilo zugenommen. Aber sobald der Weihnachtsbaum verschwindet oder der Alltag wieder beginnt, achte ich auch wieder konsequent auf meine Ernährung, und die überflüssigen Pfunde verschwinden so schnell, wie sie gekommen sind – ohne dass ich hungern müsste. Auf keinen Fall sollte man jetzt eine Crash-Diät einlegen und in alte Verhaltensmuster verfallen.

Von XL zu M

Genuss oder schlank? Diese Frage stellt sich mir heute nicht mehr. Es gibt jede Menge Sachen, die hervorragend schmecken, die Linie schonen und auch noch gesund sind. In den nächsten Kapiteln verrate ich Ihnen die ultimativen Tipps meiner Vollweib-Diät. Sie werden nie mehr hungern! Und Sie müssen keine komplizierten Menüs oder Ernährungsweisen beachten. Ich habe nur fünf Regeln, nach denen ich mich richte:

1. Mit Lust essen
2. Wenig Fett
3. Kaum Zucker
4. Kein weißes Mehl
5. Regelmäßige Bewegung

Alle anderen Regeln können Sie vergessen. Essen muss Spaß machen und es muss wieder die normalste Sache der Welt werden. Es ist nicht entscheidend, zu welcher Tageszeit und wie viele Mahlzeiten Sie essen. Wichtig ist nur, womit Sie sich ernähren. Wenn Sie mit Lust essen und Fett, raffinierten Zucker und weißes Mehl weitgehend von Ihrem Speiseplan streichen, dann purzeln die Pfunde.

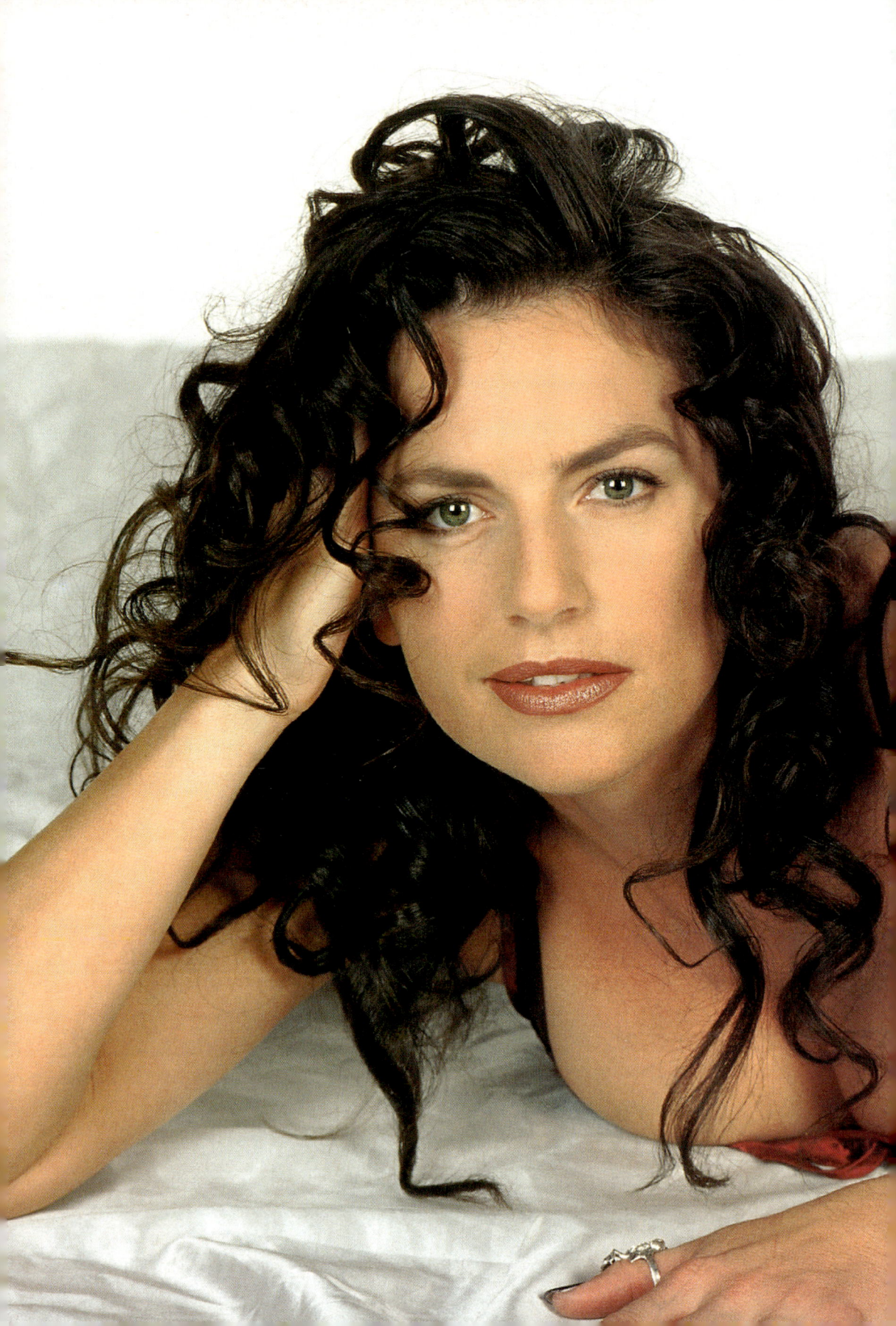

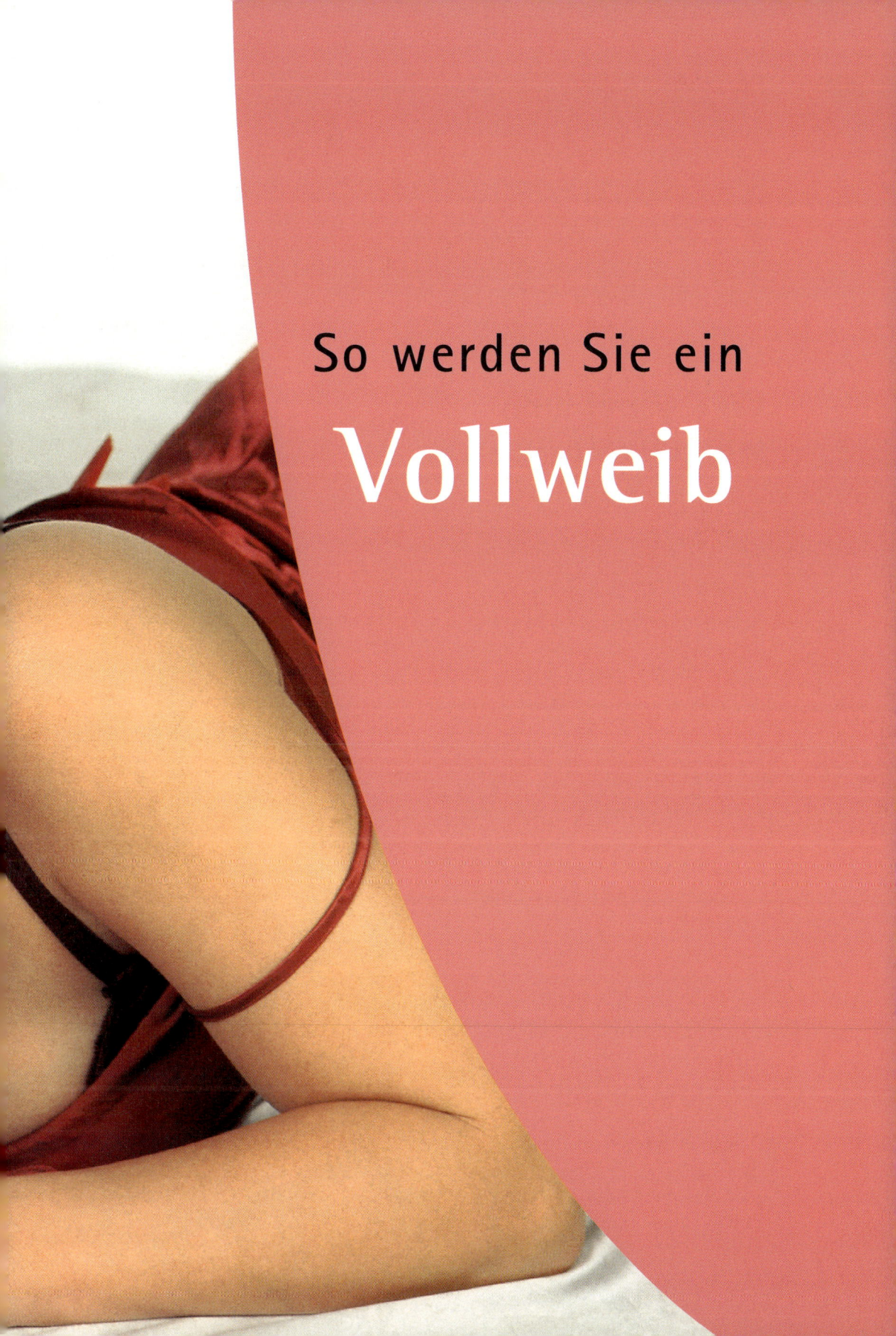

So werden Sie ein

Vollweib

ch habe es geschafft, dem Teufelskreis von Diäten zu entkommen. Das kann Ihnen ebenfalls gelingen – dafür schreibe ich dieses Buch. Im folgenden Kapitel geht es vor allem darum, sich mental auf eine veränderte Ernährungs- und Lebensweise einzustellen. Dazu gehört ein wenig Allgemeinwissen über die Funktionen unseres Körpers. Sie erfahren aber auch, wie Sie herausfinden können, ob Sie wirklich »zu dick« sind.

Wer abnehmen will, muss essen!

... so lautet mein Credo für eine schlanke Figur. In diesem kurzen Satz steckt die ganze Wahrheit. Wer sich daran hält, bekommt wirklich die Figur, die er sich wünscht. Ich weiß aus leidvoller Erfahrung, dass Abnehmen durch Hungern nicht klappt. Wer viele Diäten hinter sich hat, weiß, wovon ich spreche: Der Erfolg ist nur von begrenzter Dauer, kurze Zeit später wiegt man sogar mehr als vor dem Abnehmen. Lange Zeit habe ich an Diäten geglaubt und alle möglichen ausprobiert. Man denkt nur noch ans Essen bzw. an das, was man eben nicht essen darf. Irgendwann hatte ich genug von dieser Quälerei.

Ich bin glücklich, dass Hungern der Vergangenheit angehört. Heute lautet meine Devise und mein Rat an Sie: Essen Sie – mit Lust und Verstand! Im übrigen ist das nicht nur meine persönliche Meinung. Ernährungswissenschaftler und Mediziner haben dies schon längst erkannt. Ich habe diese Ernährungsform ja auch nicht neu erfunden. Im Gespräch mit Ärzten, Ernährungs-Spezialisten und anderen Experten habe ich gelernt, wie

der Körper und sein Stoffwechsel funktionieren und was er braucht, um optimal in Form zu sein.

Eigentlich ist es ganz einfach: Wer sich richtig ernährt, bekommt und behält eine schlanke Figur. Das bedeutet nicht, dass Sie nur noch Möhren und Körner knabbern dürfen. Nein, schlemmen und genießen Sie – aber ausgewogen. Die Erfolgsformel lautet: anders kochen, anders essen und mehr Bewegung.

Ich habe nicht die Absicht, mich mein Leben lang zu kasteien. Ohne Lust am Essen macht die beste Figur keinen Spaß. Deshalb ist diese Form der Ernährung so perfekt. Ich muss essen, aber keine Kalorien zählen. Mit dieser Formel bin ich 15 Kilo Übergewicht losgeworden und habe seither mein Gewicht ohne größere Schwankungen gehalten.

Werfen Sie falsche Ideale über Bord

Zuerst müssen Sie sich aber von falschen Vorbildern befreien. Mein persönlicher Diät-Tipp: Legen Sie für sich ganz individuell fest, wie Ihre Figur werden soll. Stellen Sie sich vor, wie Sie einmal aussehen möchten. Dabei sollten Sie jedoch realistisch bleiben. Es macht keinen Sinn, unerreichbaren Idealen hinterher zu laufen. Stecken Sie sich einen vernünftigen Rahmen, der Ihrem Alter, Geschlecht und Ihren körperlichen Voraussetzungen entspricht. Jeder Körperbau ist anders, die Muskulatur ist nicht bei jedem Menschen identisch. Und auch die Fettzellen sind unterschiedlich verteilt.

Ich träume nicht von einer Claudia-Schiffer-Figur. Mir persönlich ist sie viel zu dünn, den meisten Männern übrigens auch. Ich stehe zu meinen weiblichen Rundungen. Diese möchte ich um keinen Preis verlieren. Das bedeutet aber auch, dass meine weiblichen Formen »in Form« bleiben sollen.

Welche Schwankungen sind normal?

Wenn wir uns an eine optimale und ausgewogene Ernährung halten, müssen wir keinen Gedanken mehr an unsere Figur verschwenden. Wir werden und bleiben schlank. Aber mit einigen Schwankungen müssen wir uns abfinden – wir dürfen uns nur nicht davon entmutigen lassen und sollten daraus lernen.

So haben zum Beispiel selbst Menschen ohne Figurprobleme am Ende eines Winters an Gewicht zugenommen. Als ob wir nicht schon mit frostiger Kälte, mit Schnee, Matsch und dunklen Tagen genug hätten, müssen wir auch noch gegen einen uralten Mechanismus ankämpfen: Im Winter

schaltet der Körper automatisch auf »Fett speichern«. Das steckt in den Genen, denn zu »Ötzis« Zeiten war dies überlebensnotwendig. Damals bedeutete Winter Hungerzeit, und um zu überleben arbeitete der Körper auf Sparflamme, das hieß: wenig bewegen, viel schlafen und möglichst wenig Fett verbrennen. Alles, was der Körper in dieser Zeit bekam, verwertete er besonders langsam und gründlich – gab es mal ausreichend oder viel zu essen, bunkerte er den Überfluss als Reserve in den Fettzellen.

Genau so funktioniert unser Körper auch heute noch: In der kalten und dunklen Jahreszeit ist er auf Sparen und Fettspeichern programmiert. Aber heute müssen wir in der Regel nicht mehr hungern – im Gegenteil. Wir haben genug zu essen, und in der Weihnachtszeit meist sogar zu viel. Es gibt also keine Phasen mehr, in denen der Körper das gespeicherte Fett verbraucht. Darum ist es kein Wunder, dass bei den meisten Menschen die Waage nach der kalten Jahreszeit ein paar Pfunde mehr anzeigt.

Schlagen Sie den Genen eine Schnippchen

Lassen Sie sich also nicht frustrieren! Diese »Winterpfunde« heißen nicht, dass Ihre Ernährungsweise falsch ist. Wenn Sie sich konsequent ausgewogen ernähren, verschwinden die Pfunde und die Pölsterchen im Frühling von alleine wieder. Machen Sie aber auf keinen Fall den Fehler und legen eine Crash-Diät ein. Denn der beschriebene Mechanismus kann auch jederzeit von uns in Gang gesetzt werden – wir kennen ihn als den Jo-Jo-Effekt. Hunger regt den Körper an, Fett einzulagern – als Reserve für mögliche schlechte Zeiten. Hungerphasen führen also nur dazu, dass der Körper auf Dauer Fett langsamer verarbeitet. Deshalb dürfen Sie nicht hungern! Sie müssen essen, wenn Sie abnehmen wollen. Sobald Sie Ihren Körper in eine Hungersituation bringen, begeben Sie sich wieder in die Jo-Jo-Spirale.

Spielt die Blutgruppe für die Ernährung eine Rolle?

Vor einiger Zeit habe ich ein Buch gelesen, das Ernährungs-Tipps nach Blutgruppen enthielt. Darin stand, dass die Blutgruppe eines Menschen darüber entscheidet, ob er bestimmte Nahrungsmittel besser oder schlechter verträgt. Denn wie alles, was sich in der Natur entwickelt hat, so haben auch die Blutgruppen eine lange Geschichte hinter sich. Blutgruppe 0 ist die älteste, sie stammt aus menschlichen Urzeiten, während Typ AB erst etwa 1000 Jahre alt ist.

In der Zeit, als sich die jeweiligen Blutgruppen entwickelten, herrschten jeweils ganz bestimmte Lebensbedingungen. Und darauf ist die entsprechende Blutgruppe genau abgestimmt. Dies kann natürlich auch Konsequenzen für unsere Ernährung haben.

Der »Jäger« ist ein Fleischesser

Ich habe Blutgruppe 0, das ist eine der häufigsten Blutgruppen in Deutschland. Sie ist vor etwas mehr als 40 000 Jahren entstanden. Damals gingen die Menschen zur Jagd, und auf dem Speiseplan stand vor allem Fleisch. Darum mussten die Menschen tierische Eiweiße verarbeiten können und körperlich besonders leistungsfähig sein, um bei der Jagd Erfolg zu haben. Also entwickelte sich eine Blutzusammensetzung, die diese Voraussetzungen erfüllte und genau auf das Jägerleben abgestimmt war.

Heute bedeutet das für Menschen mit der Blutgruppe 0, dass sie sich dann besonders wohl und gesund fühlen, wenn die Lebens- und Ernährungsweise so ähnlich wie damals vor 40 000 Jahren ist. Ich kann natürlich nicht mehr mit dem Speer durch die Lande ziehen, mein Wild erlegen und es über dem offenen Feuer braten. Aber wenn ich viel Sport treibe und mich eiweißreich ernähre, kann ich auch heute dem »Jäger-Naturell« sehr nahe kommen.

Auf der anderen Seite gibt es »moderne« Nahrungsmittel, die dem Typ 0 nicht behagen, nämlich die, welche sich nach seiner Entstehungsperiode einbürgerten. Dazu gehören zahlreiche Getreidewaren, Milch, Jogurt und Käse sowie Erdnüsse, Pistazien, Kartoffeln, Auberginen und Rosenkohl. Viele Menschen mit Blutgruppe 0 vertragen sie weniger gut. Der Verzehr dieser Nahrungsmittel führt daher bei ihnen häufiger zu Verdauungs- und Stoffwechsel-Problemen.

Der »Bauer« soll Milch trinken

So wie Blutgruppe 0 für das Leben des Jägers steht, so steht die Blutgruppe A für das Leben des Bauern. Sie entwickelte sich vor etwa 20 000 Jahren, als die Menschen sich allmählich vom Jäger-Leben verabschiedeten und Bauern und Viehzüchter wurden. Die neue Blutgruppe entsprach diesen Veränderungen. Deshalb verarbeiten Menschen mit Blutgruppe A vermutlich Getreide- und Milchprodukte wesentlich besser als Menschen mit der Ursprungsblutgruppe 0. Auf der anderen Seite bekommt der Typ A Probleme, wenn er Aal, Schinken und Wild isst.

Für den Wechsel vom Jäger zum Bauern ist es typisch, dass der Mensch nun in Gemeinschaften lebte. Hier lauerten aber auch größere Infektionsgefahren, auf die sich die Blutzusammensetzung einstellte.

War das Immunsystem bei Menschen mit Blutgruppe 0 schnell überfordert, zeigten Menschen mit der Blutgruppe A des Bauern große Widerstandskraft. So besitzen auch heute noch Menschen mit Blutgruppe A eine überdurchschnittliche Abwehrkraft gegenüber Infektionen.

Kein Brot für »Bergsteiger«

Menschen mit Blutgruppe B sollen ebenfalls ein robustes Immunsystem haben. Dieser Bluttyp entwickelte sich vor 10 000 bis 15 000 Jahren im Himalaya. Allerdings neigen Menschen mit Blutgruppe B dazu, die Energien aus der Nahrung als Fett abzuspeichern. Ein Mechanismus, der in der Entstehungszeit der Blutgruppe lebensnotwendig war. In diesen extremen Höhen und unter den harten Bedingungen musste man ja sowohl große Kälte als auch

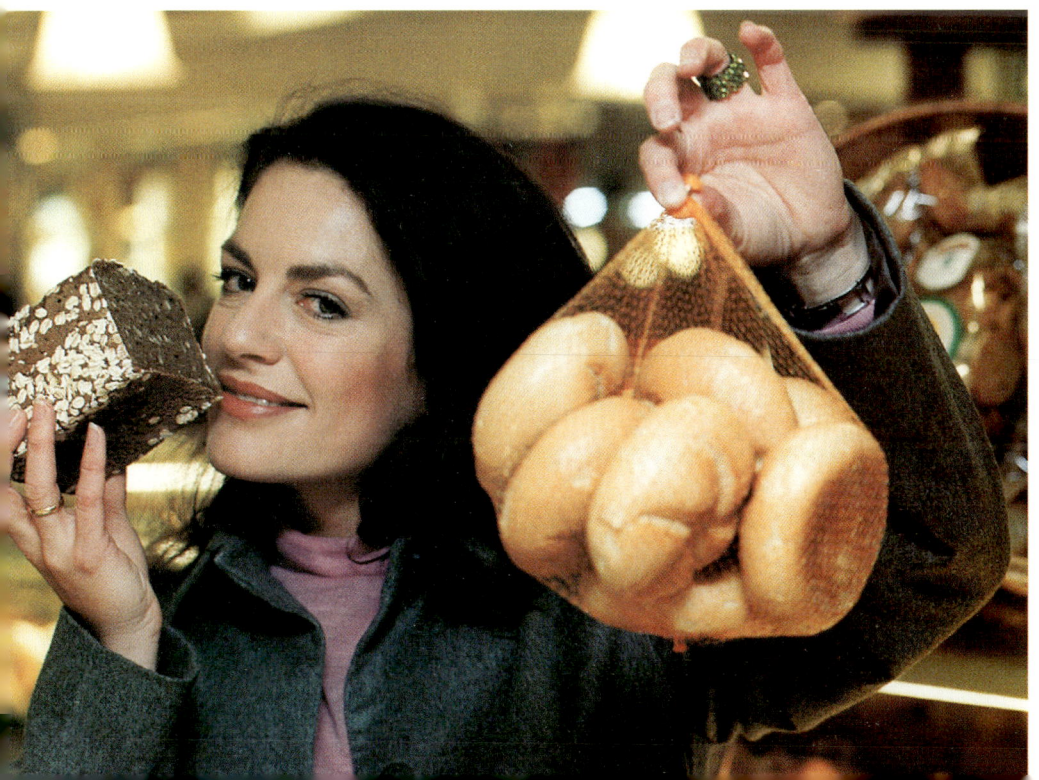

Hungersnöte überleben. Wer jedoch heute in einem Wohlstandsland Blutgruppe B hat, neigt durch dieses Dickmacher-Gen eher zum Zunehmen.

Der Typ B liebt Käse und Milchprodukten. Sie machen ihm keine Probleme, weil in seinem Blut ein Molekül vorhanden ist, das sich auch in Milchprodukten befindet. Schwieriger wird es bei manchen Getreideprodukten. Bestimmte Stoffe im Roggen provozieren in seltenen Fällen Blut- und Gefäßerkrankungen, Weizen und Mais können beim Typ B zu einem trägen Stoffwechsel führen.

Die richtige Mischung

Blutgruppe AB hat sich als letzte aller Blutgruppen entwickelt, in Deutschland kommt sie selten vor. Sie ist vor ungefähr 1 000 Jahren entstanden, als sich im Zuge der damaligen Völkerwanderungen die A-lastigen Europäer mit den B-lastigen Asiaten vermischten. Dementsprechend ist AB weniger das Resultat von Anpassungen an die Umwelt als vielmehr das Ergebnis einer Vermischung von den Blutgruppen A und B. Ihre besonderen Eigenschaften lassen sich also nicht aus den Lebensbedingungen ableiten, sondern aus der Mischung.

Menschen vom Typ AB sind gegenüber Auto-Immunkrankheiten wie Arthritis und Allergien besonders geschützt. Ihr Immunsystem neigt weniger dazu, sich über Teile des eigenen Körpers herzumachen. Dies hat allerdings den Nachteil, dass ihr Immunsystem dazu tendiert, sich auch bei Krebszellen ruhig zu verhalten.

Menschen mit Blutgruppe AB sind also vermutlich anfälliger für Krebskrankheiten. Auf ihrem Speiseplan sollten daher Nahrungsmittel wie Grüntee und Knoblauch stehen, von denen man annimmt, dass sie die Entstehung von Krebszellen behindern.

Menschen mit der Blutgruppe AB wird eine Mischkost empfohlen, für sie gelten sowohl die Ratschläge für Gruppe A wie auch für Gruppe B. Allerdings soll der Typ AB einen empfindlicheren Verdauungstrakt haben als andere. Lebensmittel, die er nicht verträgt, sollte er also einfach weglassen.

MEIN TIPP

HÖREN SIE AUF IHREN KÖRPER Ich habe mir nie Gedanken gemacht, ob ich mit Blutgruppe 0 als »Jäger« mehr Fleisch und weniger Milchprodukte essen sollte. Ich esse Jogurt und Quark oft und gerne, und da ich keine Probleme damit habe, werde ich auch nicht darauf verzichten. Instinktiv halte ich mich jedoch mit Brot zurück. Ich höre auf die Signale meines Körpers, denn er weiß am allerbesten, was mir gut tut und was mir nicht bekommt. Deshalb sollten zum Beispiel Eltern ihre Kinder nicht zwingen, alles zu essen, was auf den Tisch kommt. Gerade bei Kindern ist der Geschmack noch am natürlichsten. Und wenn Ihr Sprössling partout kein Fleisch mag, dann spielen dabei vielleicht auch seine Gene eine Rolle.

Die fünf Regeln für eine schlanke Figur

Die Ernährung nach Blutgruppen kann und soll nicht das Maß aller Dinge sein. Aber sie weist darauf hin, dass natürlicherweise jeder Mensch auf bestimmte Nahrungsmittel anders reagiert. Für uns heißt das, wir müssen ein Gefühl für unseren Körper entwickeln – und uns dann auch nach ihm richten. Dies ist die Grundlage für eine vernünftige Ernährungsweise. Allerdings ist das gar nicht so einfach, da wir verlernt haben, auf unseren Körper zu hören. Die Umstellung braucht ihre Zeit, aber es lohnt sich!

Bei den meisten Diäten musste ich Kalorien zählen, Fettanteile beachten und komplizierte Gerichte kochen. Damit ist Schluss. Ich glaube nicht, dass das Normalste der Welt, nämlich das Essen, zu einem Problem werden sollte. Je einfacher und je natürlicher, um so besser. Dies spiegelt sich auch in meinen fünf Grundregeln für eine schlanke Figur wider, die ich im vorangegangenen Kapitel schon genannt habe.

Wenn Sie sich diese fünf Regeln zu Herzen nehmen, werden Sie keine Figurprobleme mehr haben. Man kann sie nicht oft genug wiederholen:

1. Mit Lust essen
2. Wenig Fett
3. Kaum Zucker
4. Kein weißes Mehl
5. Regelmäßige Bewegung

Wie viel sollten Sie eigentlich wiegen?

Wenn Sie mich nach meinem Idealgewicht fragen, würde ich Ihnen keine Antwort in Kilogramm oder Pfund geben. Mein persönliches Wohlfühlgewicht bewegt sich durchaus in einem Rahmen von rund drei Kilogramm.

Es gibt eine alte Faustregel – die Broca-Formel – mit der lange Zeit das Normalgewicht bestimmt wurde. Sie lautet: »Körpergröße minus 100«. Für das Idealgewicht hat man bei Männern noch mal 10 Prozent abgezogen, bei Frauen 15 Prozent. Für eine Frau, die 1,75 Meter groß ist, wäre nach der Broca-Formel das Normalgewicht rund 75 Kilo, das Idealgewicht läge bei 63,75 Kilo. Diese Formel dient heute nur noch als grober Richtwert, denn sie ist viel zu eng gefasst. Bei sehr kleinen und sehr großen Menschen lässt sie sich gar nicht anwenden, und als »Normalgewicht« gilt heute eine weit größere Spanne.

Jeder Körper ist anders, und um zu ermitteln, welches Körpergewicht »ideal« für eine Person ist, spielen mehrere Faktoren eine Rolle: Die wichtigsten sind Größe, Alter, Geschlecht und Körperbau. Letztlich muss jeder für sich sein persönliches Idealgewicht herausfinden. Auch die Tabellen und Berechnungen, die man heute anwendet, liefern im Grunde nur Daten und Informationen darüber, ob das Gewicht eines Menschen gesundheitsschädlich ist.

Wo sitzt das Fett?

Beispielsweise ist es genetisch bedingt, wo Ihre Fettzellen sitzen. So nimmt der »Apfeltyp« vor allem am Oberkörper, zum Beispiel am Bauch zu. Die meisten Männer sind Apfeltypen – der Bierbauch ist typisch dafür. Sitzt das Polster mehr an Hüften, Po und Oberschenkeln, spricht man vom »Birnentyp«. Damit haben in der Regel Frauen zu kämpfen. Zu welchem Typ Sie gehören, können Sie leicht herausfinden: Nehmen Sie ein Maßband und messen Sie an den schmalsten Punkten bei entspanntem Oberkörper Ihren Taillenumfang. Dann messen Sie an den am weitesten außen liegenden Punkten den Umfang Ihrer Hüfte. Ist der Taillenumfang größer als der Hüftumfang, gehören Sie zu den Apfeltypen. Wenn hingegen Ihre Taille schmaler ist als Ihre Hüften, sind Sie ein Birnentyp. Mit diesen Werten können Sie außerdem bestimmen, ob Ihr Bauchumfang gesundheitlich riskant ist.

MEIN TIPP

HÜFTE-TAILLE-VERHÄLTNIS Teilen Sie Ihren Taillenumfang (in Zentimetern) durch den Hüftumfang (in Zentimetern). Dann erhalten Sie einen Wert, der bei Frauen unter 0,85 und bei Männern unter 1 liegen sollte. Mit dieser Rechnung bestimmen Sie, ob Ihr Bauchumfang gesundheitlich bedenklich ist. Bei Apfeltypen überschreitet der Wert schnell die Obergrenze, während er auch bei »füligen« Birnentypen unbedenklich sein kann.

Kurvige Birnen und runde Äpfel

Ob Apfel oder Birne – beide Typen haben Vor- und Nachteile. Die berüchtigten Schwimmringe am Bauch wird man leichter wieder los, eine Ernährungsumstellung hat also relativ schnell sichtbare Erfolge. Allerdings ist diese Fettverteilung schlechter für die Gesundheit, denn ein erhöhter Taillenumfang deutet auf ungünstige Werte beim Cholesterin, Blutzucker und Blutdruck hin. Bei Männern wird es beispielsweise ab einem Taillenumfang von 94 Zentimetern bedenklich, ab 102 Zentimetern gesundheitlich riskant. Ihr individuelles Risiko können Sie mit dem Hüfte-Taille-Verhältnis bestimmen (siehe Kasten).

Bei den Birnentypen sind die Fettpölsterchen eher ein ästhetisches denn ein gesundheitliches Problem. Meist sind Frauen davon betroffen, denn bei ihnen ist die Fetteinlagerung an diesen Stellen genetisch bedingt: Diese Fettdepots werden angelegt, um für eine Schwangerschaft gerüstet zu sein. Sie sind schwieriger loszuwerden als das Fett am Bauch.

Aber wenn Sie mit einer solchen Figur hadern: Dies sind klassische und schöne weibliche Formen, die den meisten Männern obendrein noch gut gefallen! Ich habe mich mit meinen Kurven angefreundet und versuche sie weder loszuwerden noch zu verstecken. Wenn ich als selbstbewusstes Vollweib auftrete, sehen die Leute eine Frau, die sich ihrer Weiblichkeit bewusst und stolz auf ihre Formen ist. So sind die Reaktionen, die ich ernte, keineswegs abfällig, sondern bewundernd. Und was will frau mehr?

Die Formel für das Idealgewicht

Das Idealgewicht wird von Experten heute mit dem Body-Mass-Index, kurz BMI bestimmt. Ihr BMI sagt Ihnen, ob Sie wirklich zu dick oder gar zu dünn sind. Er trifft keine ästhetische Aussage, sondern besagt lediglich, ob Ihr Gewicht gesundheitlich bedenklich ist. Die Formel für den Body-Mass-Index lautet:

$$BMI = \frac{\text{Körpergewicht (in kg)}}{\text{Körpergröße x Körpergröße (in m)}}$$

Was dieser Wert bedeutet, sehen Sie in der Abbildung. Dort können Sie auch erkennen, dass der Bereich für das gesundheitlich unbedenkliche Normalgewicht etwa 20 Kilogramm umfasst. Sie haben also genug Spielraum, Ihr persönliches Wohlfühlgewicht herauszufinden.

Die auf Seite 50 abgebildete Tabelle ist allgemeingültig. Um den BMI noch konkreter auszuwerten, werden außerdem das Geschlecht und das Alter berücksichtigt. Bei Frauen liegen die Richtwerte einen Punkt niedriger als bei Männern, und im Alter steigen die Werte für das gesundheitlich unbedenkliche Normalgewicht stetig an. Wie das genau aussieht, sehen Sie in den Tabellen auf dieser Seite und auf Seite 51.

Rechenbeispiel: Sie sind eine 1,70 Meter große Frau und wiegen 60 Kilo. Dann errechnet sich Ihr BMI folgendermaßen:

$$\frac{60 \,(\text{kg})}{1,70 \,(\text{m}) \times 1,70 \,(\text{m})} = 20,76$$

TABELLE

GESCHLECHTSSPEZIFISCHER BODY-MASS-INDEX

BMI		
MÄNNER	FRAUEN	KLASSIFIZIERUNG
bis 20	bis 19	Untergewicht
20–25	19–24	Normalgewicht
25–30	24–30	Übergewicht
über 30	über 30	starkes Übergewicht

Damit läge Ihr BMI bei knapp 21, und Sie zählten zu den sehr schlanken Frauen. Sie sollten auf keinen Fall versuchen abzunehmen. Eine Frau von 1,75 Meter Größe und 80 Kilo hätte einen BMI von 26 und damit leichtes Übergewicht. Reduziert sie ihr Gewicht um fünf Kilo, befindet sie sich schon wieder im absolut unbedenklichen Bereich.

Rechnen Sie Ihren Body-Mass-Index aus und stellen Sie fest, zu welcher Gewichtsklasse Sie wirklich zählen. Haben sie Normalgewicht und fühlen sich trotzdem »zu dick«, sollten Sie überlegen, was Ihnen an sich nicht gefällt, und ob Sie dies tatsächlich mit Abnehmen ändern können. Sollten Sie Übergewicht feststellen, können Sie sehen, wie viele Kilos Sie von dem Normalgewicht trennen – das ist unter Umständen viel weniger, als Sie glauben.

Legen Sie Ihr Ziel fest: Wollen Sie wirklich abnehmen, oder fühlen Sie sich eigentlich wohl in Ihrer Haut? Genügt es vielleicht, aktiver zu werden und mehr Sport zu machen? Egal, wie Sie sich entscheiden: Wenn Sie meine fünf Regeln beherzigen, werden Sie sich auf jeden Fall dauerhaft fit und gesund fühlen.

KÖRPERGEWICHT IN KILOGRAMM

kg \ m	1,55	1,57	1,59	1,61	1,63	1,65	1,67	1,69	1,71	1,73	1,75	1,77	1,79	1,81	1,83	1,85	1,87	1,89	1,91	1,93	1,95	1,97	1,99	2,01
120	50	49	47	46	45	44	43	42	41	40	39	38	37	37	36	35	34	34	33	32	32	31	30	30
119	50	48	47	46	45	44	43	42	41	40	39	38	37	36	36	35	34	33	33	32	31	31	30	29
118	49	48	47	46	44	43	42	41	40	39	38	38	37	36	35	34	34	33	32	32	31	30	30	29
117	49	47	46	45	44	43	42	41	40	39	38	37	37	36	35	34	33	33	32	31	31	30	30	29
116	48	47	46	45	44	43	42	41	40	39	38	37	36	35	35	34	33	32	32	31	31	30	29	29
115	48	47	45	44	43	42	41	40	39	38	37	36	36	35	34	34	33	32	32	31	30	30	29	28
114	47	46	45	44	43	42	41	40	39	38	37	36	36	35	34	33	33	32	31	31	30	29	29	28
113	47	46	45	44	43	42	41	40	39	38	37	36	35	34	34	33	32	32	31	30	30	29	29	28
112	47	45	44	43	42	41	40	39	38	37	36	35	35	34	33	33	32	31	31	30	29	29	28	28
111	46	45	44	43	42	41	40	39	38	37	36	35	35	34	33	32	32	31	30	30	29	29	28	27
110	46	45	44	42	41	40	39	39	38	37	36	35	34	34	33	32	31	31	30	30	29	28	28	27
109	45	44	43	42	41	40	39	38	37	36	36	35	34	33	32	32	31	31	30	29	29	28	28	27
108	45	44	43	42	41	40	39	38	37	36	35	34	34	33	32	32	31	30	30	29	28	28	27	27
107	45	43	42	41	40	39	38	37	37	36	35	34	33	32	32	31	31	30	29	29	28	28	27	26
106	44	43	42	41	40	39	38	37	36	35	35	34	33	32	31	31	30	30	29	28	28	27	27	26
105	44	43	42	41	40	39	38	37	36	35	34	34	33	32	31	31	30	29	29	28	28	27	27	26
104	43	42	41	40	39	38	37	36	36	35	34	33	33	32	31	30	30	29	29	28	27	27	26	26
103	43	42	41	40	39	38	37	36	35	34	34	33	32	31	31	30	29	29	28	28	27	27	26	25
102	42	41	40	39	38	37	37	36	35	34	33	33	32	31	30	30	29	29	28	27	27	26	26	25
101	42	41	40	39	38	37	36	35	35	34	33	32	32	31	30	30	29	28	28	27	27	26	26	25
100	42	41	40	39	38	37	36	35	34	33	33	32	31	30	30	29	29	28	27	27	26	26	25	25
99	41	40	39	38	37	36	35	35	34	33	32	32	31	30	30	29	28	28	27	27	26	26	25	25
98	41	40	39	38	37	36	35	34	34	33	32	31	31	30	29	29	28	27	27	26	26	25	25	24
97	40	39	38	37	37	36	35	34	33	33	32	31	30	30	29	28	28	27	27	26	26	25	24	24
96	40	39	38	37	36	35	34	34	33	32	31	31	30	29	29	28	27	27	26	26	25	25	24	24
95	40	39	38	37	36	35	34	33	32	32	31	30	30	29	28	28	27	27	26	26	25	24	24	24
94	39	38	37	36	35	35	34	33	32	31	31	30	30	29	28	28	27	27	26	26	25	24	24	23
93	39	38	37	36	35	34	33	33	32	31	30	30	29	28	28	27	27	26	25	25	24	24	23	23
92	38	37	36	35	35	34	33	32	31	31	30	29	29	28	27	27	26	26	25	25	24	24	23	23
91	38	37	36	35	34	33	33	32	31	30	30	29	28	27	27	26	26	25	25	24	24	23	23	23
90	37	37	36	35	34	33	32	32	31	30	29	29	28	27	27	26	26	25	25	24	23	23	23	22
89	37	36	35	34	33	33	32	31	30	30	29	28	28	27	27	26	26	25	24	24	23	23	22	22
88	37	36	35	34	33	32	32	31	30	29	29	28	27	27	26	26	25	24	24	23	23	22	22	22
87	36	35	34	34	33	32	31	30	30	29	28	28	27	27	26	25	25	24	24	23	22	22	22	22
86	36	35	34	33	32	31	30	30	29	28	28	27	27	26	26	25	25	24	23	23	22	22	22	21
85	35	34	34	33	32	31	30	29	29	28	27	27	26	26	25	25	24	23	23	22	22	21	21	21
84	35	34	33	32	32	31	30	29	29	28	27	26	26	25	25	24	24	23	23	22	22	21	21	21
83	35	34	33	32	31	30	30	29	28	27	26	26	25	25	24	24	23	22	22	22	21	21	20	20
82	34	33	32	32	31	30	29	29	28	27	27	26	26	25	24	24	23	23	22	22	21	21	20	20
81	34	33	32	31	30	30	29	28	27	27	26	25	25	24	24	23	23	22	22	21	21	20	20	20
80	33	33	32	31	30	29	29	28	27	27	26	25	25	24	24	23	22	22	21	21	21	20	20	20
79	33	32	31	30	30	29	28	27	27	26	26	25	24	24	23	23	22	22	21	21	20	20	20	19
78	32	32	31	30	29	29	28	27	27	26	25	25	24	24	23	22	22	21	21	21	20	20	19	19
77	32	31	30	30	29	28	28	27	26	26	25	25	24	23	23	22	22	21	21	20	20	19	19	19
76	32	31	30	29	29	28	27	27	26	25	25	24	24	23	22	22	21	21	20	20	19	19	19	19
75	31	30	30	29	28	28	27	26	26	25	24	24	23	23	22	22	21	21	20	20	19	19	19	19
74	31	30	29	29	28	27	27	26	25	25	24	24	23	23	22	21	21	20	20	19	19	19	18	18
73	30	30	29	28	28	27	26	26	25	24	24	23	22	22	21	21	20	20	19	19	19	18	18	18
72	30	29	28	28	27	26	26	25	24	24	23	22	22	21	21	21	20	20	19	19	18	18	18	18
71	30	29	28	27	27	26	25	25	24	23	23	22	22	21	20	20	19	19	19	18	18	18	18	17
70	29	28	28	27	26	26	25	24	24	23	22	22	21	21	20	20	19	19	18	18	18	17	17	17
69	29	28	27	27	26	25	25	24	24	23	23	22	21	20	20	19	19	19	18	17	17	17	17	17
68	28	28	27	26	26	25	24	24	23	22	22	21	21	20	19	19	18	18	18	17	17	17	16	16
67	28	27	27	26	25	25	24	23	23	22	21	21	20	20	19	19	18	18	17	17	17	16	16	16
66	27	27	26	25	25	24	24	23	23	22	22	21	21	20	20	19	19	18	18	18	17	17	17	16
65	27	26	26	25	24	24	23	23	22	22	21	20	20	19	19	19	18	18	17	17	17	16	16	16
64	27	26	25	25	24	24	23	22	22	21	21	20	20	19	19	18	18	18	17	17	16	16	16	15
63	26	26	25	24	24	23	23	22	22	21	21	20	20	19	18	18	18	17	17	17	16	16	16	15
62	26	25	25	24	23	23	22	22	21	20	20	19	19	18	18	17	17	17	16	16	16	15	15	15
61	25	25	24	24	23	22	22	21	21	20	20	19	19	18	18	17	17	16	16	16	15	15	15	15
60	25	24	24	23	23	22	22	21	20	20	19	19	18	18	17	17	17	16	16	16	15	15	15	15
59	25	24	23	23	22	22	21	21	20	19	19	18	18	17	17	17	16	16	16	15	15	15	15	14
58	24	24	23	22	22	21	21	20	20	19	19	18	18	17	17	16	16	16	15	15	15	14	14	14
57	24	23	23	22	21	21	20	20	19	19	18	18	17	17	16	16	16	15	15	14	14	14	14	14
56	23	23	22	22	21	21	20	19	19	18	18	17	17	16	16	16	15	15	15	14	14	14	14	13
55	23	22	22	21	21	20	20	19	19	18	18	17	17	16	16	15	15	15	14	14	14	14	13	13
54	22	22	21	21	20	20	19	19	18	18	17	17	16	16	15	15	15	14	14	14	14	13	13	13
53	22	22	21	20	20	19	19	18	18	17	17	17	16	16	15	15	14	14	14	13	13	13	13	13
52	22	21	21	20	20	19	19	18	18	17	17	16	16	15	15	15	14	14	14	13	13	13	13	12
51	21	21	20	20	19	19	18	18	17	17	16	16	16	15	15	14	14	14	13	13	13	13	12	12
50	21	20	20	19	19	18	18	18	17	17	16	16	15	15	15	14	14	14	13	13	13	13	13	12

KÖRPERLÄNGE IN METERN

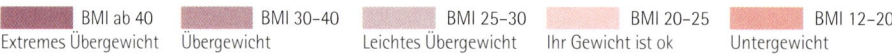

BMI ab 40	BMI 30-40	BMI 25-30	BMI 20-25	BMI 12-20
Extremes Übergewicht	Übergewicht	Leichtes Übergewicht	Ihr Gewicht ist ok	Untergewicht

**ALTERSSPEZIFISCHER
BODY-MASS-INDEX**

ALTERSGRUPPE	NORMAL-GEWICHT
19–24 Jahre	19–24
25–34 Jahre	20–24
35–44 Jahre	21–26
45–54 Jahre	22–27
55–64 Jahre	23–28
über 65 Jahre	24–29

Körperfett statt Kilogramm

Wenn ich auf meine Waage steige, dann checke ich auch mein Gewicht. Aber in erster Linie interessiert mich der Körperfettanteil, den meine Waage ebenfalls anzeigt. Denn das Gewicht ist keineswegs entscheidend für eine gute und gesunde Figur, sondern der Anteil an Körperfett. Meine Waage misst diesen mittels der BIA-Methode (bioelektrische Impendanz-Analyse): Ich stelle mich barfuß auf zwei Metallplatten auf der Waage, und Sensoren messen das Verhältnis von Muskel zu Fett, indem Schwachstrom durch den Körper gesendet wird. Man spürt davon überhaupt nichts. Muskelgewebe leitet aufgrund seines Wassergehaltes den Strom besser als das Fettgewebe im Körper. Der Widerstand (Impedanz), mit dem der Schwachstrom durch den Körper fließt, wird gemessen, und daraus wird der prozentuale Anteil des Körperfetts errechnet.

Fett ist leichter als Muskel

Weder Körpergewicht noch der BMI sagen eindeutig etwas über den körperlichen Zustand aus. Fett ist leichter als Muskel, und darum kann eine durchtrainierte, 70 Kilo schwere Frau in besserer Verfassung und auch schlanker sein als eine Frau gleicher Größe, die nur 65 Kilo wiegt, aber einen höheren Fettanteil besitzt. Dabei gibt es geschlechtsspezifische Unterschiede: Frauen haben von Natur aus mehr Unterhautfettgewebe, ihr Körper-

FETTWAAGEN RICHTIG BENUTZEN Die Körperfettwaagen sind sehr praktisch – früher hat man den Körperfettanteil nur sehr ungenau oder sehr kompliziert bestimmen können. Aber da die Fettmessung über den Wasserhaushalt funktioniert, müssen Sie die Waage richtig einsetzen, um verlässliche Werte zu erhalten. Sie sollten sich zum Beispiel nicht direkt nach dem Sport oder nach einem Saunabesuch wiegen. Auch häufiger Kaffeegenuss kann die Werte verfälschen, und vor allem Frauen sollten zum Beispiel bedenken, dass in der 2. Hälfte des Monatszyklus der Körper oft vermehrt Gewebewasser speichert. Darum gilt: Achten Sie darauf, sich jeweils unter möglichst gleichen Bedingungen auf die Fettwaage zu stellen. Und messen Sie nicht zu oft, wenn Sie abnehmen wollen – das ist eher frustrierend, denn man kann den Körperfettanteil nur sehr langsam senken.

fettanteil sollte nicht unter 12 Prozent absinken. Bei Männern hingegen sollte der Körperfettanteil bei mindestens 7 Prozent liegen.

Fit und gesund alt werden

Aus der unten stehenden Tabelle kann man auch ersehen, dass der Körperfettanteil mit zunehmendem Alter ansteigt. Es ist eine normale Folge des Älterwerdens, dass wir einerseits Muskelmasse verlieren und sich andererseits der Körperfettanteil erhöht. Wer im Alter nicht automatisch dick werden will, muss deshalb seine Ernährung anpassen, also weniger essen.

Außerdem steigt die Lebenserwartung, wenn man keine überflüssigen Pfunde mit sich herumschleppt. Das gleiche gilt aber auch umgekehrt: Übergewicht kostet Lebenszeit und Jugend. Die meiste Energie verbraucht der Mensch im Alter zwischen

15 und 25 Jahren. Ab dem 30. Lebensjahr geht alles etwas gemächlicher. Die Stoffwechselprozesse verlangsamen sich, der Energie-Grundumsatz sinkt dann pro Jahr um rund ein Prozent.

Körperfett ist jedoch nicht grundsätzlich schlecht. Im Gegenteil: Wir brauchen es, damit unser Körper überhaupt funktionieren kann. Körperfett schützt die Organe, polstert die Gelenke, regelt die Körpertemperatur, speichert Vitamine und Energie. Es schützt auch die Nieren vor Kälte und Schlägen, transportiert die Vitamine und Hormone zu ihrem Bestimmungsort und ist ein Grundbaustoff für das Immunsystem. Selbst unser gesundes Aussehen hängt davon ab. Haut, Nägel und Haare wären ohne Körperfett stumpf und spröde. Diese positiven Aspekte gelten für einen normalen Anteil an Körperfett. Zu viel davon führt jedoch zu gesundheitlichen Beeinträchtigungen.

TABELLE

KÖRPERFETTANTEIL

	KÖRPERFETTANTEIL IN PROZENT					
ALTER	MÄNNER			FRAUEN		
	gut	mittel	schlecht	gut	mittel	schlecht
20–24	14,9	19,0	23,2	21,4	25,0	29,6
25–29	16,5	20,3	24,3	22,0	25,4	29,8
30–34	18,0	21,5	25,2	22,7	26,4	30,5
35–39	19,3	22,6	26,1	24,0	27,7	31,5
40–44	20,5	23,6	27,0	25,6	29,3	32,8
45–49	21,5	24,5	27,6	27,3	30,9	34,1
50–59	22,7	25,6	28,7	29,7	33,1	36,2
über 60	23,2	26,2	29,3	30,7	34,0	37,3

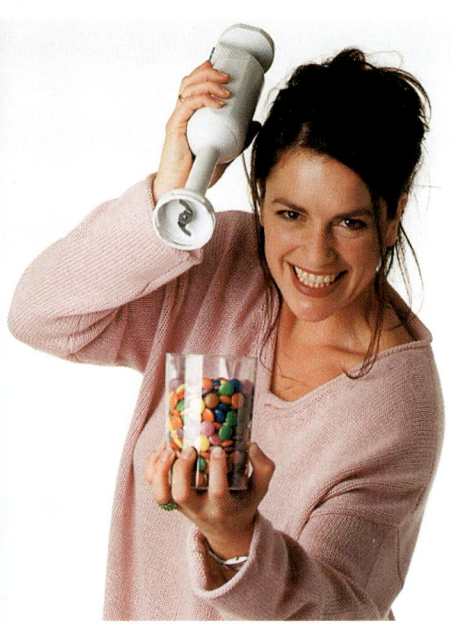

Abnehmen beginnt im Kopf

Wer übermäßiges Körperfett loswerden will, muss auch mental etwas verändern. Unser Essverhalten ist mit der Software eines Computers vergleichbar, und ein solches Programm kann man umschreiben. In unserer Kindheit haben wir bestimmte Essgewohnheiten entwickelt, zum Beispiel hat die Mutter eher gehaltvoll gekocht, oder es gab häufig Süßes zu essen. Wir wurden mit Essen beruhigt, belohnt oder getröstet. Unsere Geschmacksnerven sind entsprechend konditioniert, und meistens behalten wir liebgewonnene Essgewohnheiten auch als Erwachsene bei.

Wenn Sie sich damit aber nicht mehr wohl fühlen, können Sie die Software in Ihrem Gehirn allmählich umschreiben. Sie können Ihre Gewohnheiten ändern und

Ihre Geschmacksnerven »umerziehen«. Das funktioniert. Früher war ich ein Fan von Sahnetorten. Heute ekelt es mich fast davor. Ich habe mich umprogrammiert, und schon der Anblick dieser Kalorienbombe aus Fett und Zucker lässt mich schaudern. Sehe ich dagegen einen knackig-bunten Salat, läuft mir das Wasser im Mund zusammen.

Veränderung bereitet anfangs immer Schwierigkeiten. Es liegt wohl in der Natur des Menschen, an alten Gewohnheiten festzuhalten und Neues zuerst einmal abzulehnen. Die Vorstellung, anders zu essen als bisher, lässt sofort Gedanken an Verzicht und Darben aufkommen. Lassen Sie sich durch diesen Irrglauben nicht davon abhalten, Ihre Essgewohnheiten zu überdenken und zu ändern. Bei meiner Vollweib-Diät bleiben die Lust und der Genuss keinesfalls auf der Strecke. Trotzdem sind die Vorteile für die Figur unübersehbar.

Selbstmotivation

Der erste Schritt ist der schwierigste. Der Leidensdruck muss ein bestimmtes Level erreicht haben, damit man bereit ist, eine grundlegende Veränderung anzugehen. Aber wenn Ihnen die bisherigen Diäten zum Hals heraushängen, Sie keine Lust mehr aufs Hungern haben und unglücklich mit Ihrer Figur sind, dann sind Sie reif für eine Veränderung. Und ist der Zug einmal ins Rollen gekommen, geht es bald leichter.

Natürlich werden immer wieder Hindernisse auftauchen: Sie wollen noch mehr abnehmen, aber Ihr Gewicht stagniert, Sie fallen unversehens wieder auf ungesunde Essgewohnheiten zurück, und der alte Schlendrian schleicht sich wieder ein. Deshalb sollten Sie regelmäßig an Ihrer Motivation arbeiten.

• Gönnen Sie sich kleine »Sünden«. Wenn Sie Kuchen, Pommes oder Fastfood so sehr lieben, dass der Verzicht unvorstellbar erscheint, dann gönnen Sie sich diese »Sünde« ab und an, vielleicht einmal pro Woche oder einmal im Monat. Legen Sie einen bestimmten Tag fest, und genießen Sie dann die »verbotenen Früchte« ohne Reue. Ich bin mir sicher, dass nach und nach die Lust darauf geringer wird und vielleicht sogar ganz verschwindet.

• Setzen Sie sich Etappenziele. Nehmen Sie gemächlich ab und setzen Sie sich realistische Ziele. Wenn Sie nach einem Monat zwei bis vier Kilogramm abgenommen haben, ist das ein guter und nachhaltiger Erfolg. Große Pläne wie »Ich will 20 Kilo weniger wiegen« lähmen nur.

• Belohnen Sie sich für Ihre Erfolge. Kaufen Sie sich zum Beispiel nach den ersten fünf verlorenen Pfunden eine neue Hose oder einen neuen Rock. Drei bis vier Kilo können schon eine Kleidergröße ausmachen. Vielleicht fangen Sie auch an, sich figurbetonter zu kleiden!

• Holen Sie sich Unterstützung. Es kann die Motivation stärken, wenn man einen Partner beim Abnehmen hat. Vielleicht findet sich jemand – eine Freundin, ein Freund oder eine Kollegin –, der ebenfalls seine Ernährungsgewohnheiten umstellen möchte?

Was sind die Gründe für Ihr Übergewicht?

Übergewicht ist meist auf falsches Essverhalten zurückzuführen. Dies haben wir uns häufig schon in der Kindheit angewöhnt, aber es gibt auch einen Grund, warum wir als Erwachsene bei diesen Verhaltensweisen bleiben. Wenn Sie Ihr falsches Essverhalten ändern wollen, ist es sehr hilfreich, sich bewusst zu machen, was dahinter steht.

Zum Beispiel hat Dicksein nicht nur Nachteile. Ein »dickes Fell« kann unangreifbar machen, es kann Stärke und ein Gefühl von Geborgenheit geben. Dicksein kann Schutz vor dem anderen Geschlecht sein, Probleme überdecken und vieles andere. Überlegen Sie, welche Vorteile Ihnen persönlich das Dicksein bringt und wie Sie sich diese Vorteile auf andere Weise verschaffen können. Zum Beispiel könnten Sie Ihr Selbsbewusstsein stärken und so die körperliche Unangreifbarkeit überflüssig machen.

Essen dient häufig auch als Ersatzbefriedigung. Man isst aus Langeweile, aus Einsamkeit, aus Frust – auf jeden Fall nicht freudig und lustvoll. Wofür könnte das Essen bei Ihnen Ersatz sein? »Hungern« Sie nach Aufmerksamkeit, Anerkennung oder Zuwendung? Leiden Sie unter Stress, fühlen Sie sich nicht ernst genommen? Es gibt eine Reihe von Gründen, die uns ohne körperlichen Hunger zur Schokolade oder zu Chips greifen lassen. Finden Sie heraus, was hinter Ihren Essgewohnheiten steckt. Wer aus Langeweile isst, kann versuchen, sich abzulenken oder zu beschäftigen – Kino, Theater, Tanzen gehen –, es gibt jede Menge Möglichkeiten. Auch Frustesserinnen könnten sich viel effektiver durch körperliche Bewegung abreagieren. Sie müssen ja nicht stundenlang durch den Wald rennen. Ein flotter Spaziergang um den Block erleichtert mehr als ein Sahneeis.

MEIN TIPP

MACHEN SIE SICH IHR ESSVERHALTEN BEWUSST Schreiben Sie sich ein oder zwei Wochen lang alles auf, was Sie im Laufe eines Tages zu welcher Gelegenheit essen und trinken. Seien Sie ehrlich zu sich selbst und schreiben Sie wirklich jedes Gummibärchen und jeden Schluck Milch auf. Auch bei Essenseinladungen oder beim Essen im Restaurant sollten Sie genau Buch führen. Auf diese Weise können Sie herausfinden, wo Ihre Schwachstellen liegen. Vielleicht ernähren Sie sich tagsüber gesund, aber sobald Sie abends ein leckeres Glas Wein trinken, verlieren Sie jegliche Kontrolle und stopfen Chips und Erdnüsse in sich hinein. Oder Sie greifen tagsüber ganz unbewusst immer wieder in die Keksschachtel – besonders, wenn die Arbeit stresst oder die Kinder nerven. Wenn Sie Ihre Schwachstellen kennen, können Sie sie ausmerzen. Manchmal genügt es schon, ein Bewusstsein dafür zu entwickeln und so das unkontrollierte Essen zu stoppen. Oder Sie treffen konkrete Gegenmaßnahmen, indem Sie zum Beispiel bestimmte Lebensmittel aus Ihrem Vorratsschrank verbannen.

Disziplin muss man sich erkämpfen

Essen, um abzunehmen – das scheint auf den ersten Blick paradox. Doch wenn Sie Ihren Körper und seine Funktionsweise kennen, verstehen Sie, warum das logisch ist. Aber essen und trotzdem abnehmen – warum sind wir dann nicht alle schlank? Weil wir alle zu viel und zu viel vom Falschen essen. Aus eigener Erfahrung weiß ich, dass selbst die einfachsten Regeln noch einfacher gebrochen werden können. Das ist nun mal so, und in meinen Augen ist dies nur allzu menschlich. Ich bin ja kein Automat, bei dem man einen Knopf drückt und er legt los. Wenn ich vor der Kamera stehe und spielen muss, ist es ein Leichtes für mich, diszipliniert zu sein. Aber kaum sind die Dreharbeiten fertig und ich bin wieder zu Hause, dann kämpfe ich gegen die Gelüste. Wenn ich den Kampf verliere, nasche und schlemme ich ungehemmt – und das spüre ich dann nach kurzer Zeit auf den Hüften.

Gegen innere und äußere Widerstände

Leider habe ich noch kein Rezept gefunden, wie man diszipliniert wird. Aber ich weiß inzwischen, wie ich meinen persönlichen inneren Schweinehund überlisten kann: Ich stimme mich mental ein, zum Beispiel mit dem kritischen Blick in den Spiegel morgens nach dem Duschen.

Außerdem habe ich meine Maß-Hose im Schrank hängen, die ich nur noch zu einem einzigen Zweck trage: Wenn ich problemlos in diese Hose passe, ist meine Figur für mich perfekt. Deshalb brauche ich eigentlich keine Waage.

- Gehen Sie doch mal Ihren Kleiderschrank durch. Bestimmt besitzen Sie ebenfalls eine »Maß-Hose«, die Sie zu Ihrem »Idealfigur-Indikator« ernennen können. Auch sollten Sie nicht gleich in die Stretchhosen schlüpfen, wenn Sie mal zu viel gegessen haben. Eine normalerweise gut sitzende Hose, die gerade anfängt zu kneifen, ist beim nächsten Abendessen eine gute Bremse.

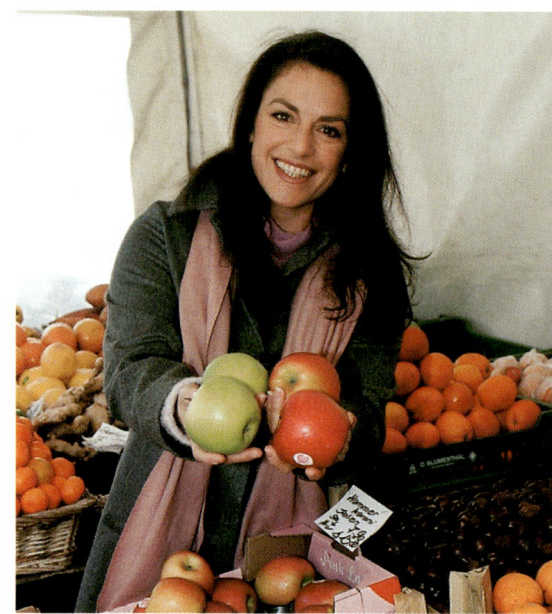

- Der folgende Schritt ist radikal: Ich verbanne alle Süßigkeiten aus dem Haus. Alles, was meiner Figur gefährlich werden könnte, muss weg. Seien Sie genauso hart. Räumen Sie alle Kalorienbomben aus den Schränken – und weg damit. Ich habe Glück, dass mein Sohn keine Naschkatze ist und deshalb meine Räumungsaktion nicht unterwandert. Sollten Sie Kinder haben, die auf Süßigkeiten nicht verzichten wollen, dann suchen Sie sich einen Verbündeten. Das kann ein Nachbar sein, ihr Ehepartner, ein Freund oder eine Freundin. Dieser soll die Schokolade, Knabbereien und das Gebäck an sich nehmen und rationieren.

- Wer täglich für seine Familie kochen muss, hat nur eine Chance: Beziehen Sie Ihre Familie in die neue Ernährung mit ein. Aber tun Sie das ohne große Ankündigung. Meiner Erfahrung nach ist es am effektivsten, wenn Sie einfach

anders kochen. Diese neue Form der Ernährung kommt mit Sicherheit bei allen gut an.

- Die Umstellung betrifft auch die Getränke. Cola und Limonaden sind ebenfalls Zuckerbomben und sollten nicht im Kühlschrank stehen. Der Ersatz: Mineralwasser. Damit ihre Familie ihr Vorhaben nicht gleich torpediert, vernichten Sie nicht gleich alle Limonaden. Vergessen Sie einfach mal, Nachschub zu kaufen. Gewöhnen Sie ihre Familie allmählich und ohne große Worte an die neue Situation.

- Last but not least: Um das Abnehmen zu unterstützen, sollte man so weit wie möglich die Finger vom Alkohol lassen. Vor allem »harte Sachen« sind tabu. Wenn Sie nicht ganz verzichten wollen, gönnen Sie sich lieber ab und an ein Glas trockenen Wein.

Alte Gewohnheiten kann man ändern

Vergessen Sie nicht, auch Ihren Kopf »auszuräumen«. Die Ursache für zu viel Essen liegt oft in Langweile, falschen Gewohnheiten oder Stress. Überprüfen Sie doch einfach, ob alles, was Sie so aus purer Gewohnheit tun, wirklich noch in Ihrem Sinne ist. Nur weil Sie Ihr Leben lang morgens ein Brötchen mit Butter und Aufschnitt gegessen haben, müssen Sie das nicht auch die nächsten Jahre tun. Oder vielleicht ist Ihnen das Stückchen Kuchen am Nachmittag eine liebe Gewohnheit geworden, weil Sie so Ihr Tief überbrücken? Der Grund für Ihre Schlappheit und die unbändige Lust auf etwas Süßes ist der abgesunkene Blutzuckerspiegel. Um den wieder anzuheben müssen Sie keinen Kuchen essen: Greifen Sie zu Obst. Dieser Zuckerkick ist besser für die Figur und hält länger an.

Wenn Sie ein Bewegungsmuffel sind, dann ändern Sie auch hier Ihre Gewohnheiten: Nehmen Sie statt des Aufzugs mal die Treppen, statt des Autos mal das Fahrrad. Es gibt viele Möglichkeiten, aktiv zu werden und den Energieverbrauch etwas anzuheben. Sie sind Raucher? Dann fangen Sie langsam mit dem Bewegungsprogramm an. Nehmen Sie zum Beispiel die Treppen zum ersten Stockwerk in ihrer Firma und nicht den Aufzug, und steigern Sie diese Anstrengung täglich ein klein wenig mehr. Gönnen Sie Ihrem untrainierten Körper aber die Zeit, die er braucht. Gewaltkuren nützen niemandem. Und der Spaß an der Bewegung steht ganz oben.

Lernen Sie von den Dünnen

Was unterscheidet Dicke von Schlanken? In der Regel haben dünne Menschen ein anderes Essverhalten – magersüchtige Diät-Freaks mal ausgenommen. Normal Schlanke essen nur, wenn sie Hunger haben und das, wonach es sie gelüstet. Und ganz selbstverständlich wählen sie die leichten Gerichte. Ihr entspanntes Verhältnis zu ihrem Körper und zum Essen hält sie schlank. Sie essen den Teller nicht leer, wenn sie längst satt sind, und lassen liegen, worauf sie keinen Appetit haben. Sie essen langsam und genießen das Essen – und nur so können sie wahrnehmen, wenn der Körper signalisiert, dass er satt ist.

Hingegen denkt jeder, der sich mit den Pfunden herumplagt, ständig über seinen Körper und die Kalorien nach. Und zwar im negativen Sinne. Die Beziehung zum Essen ist verkrampft. Aber mit ständigen Gewissensbissen und zwanghaftem Kalorienzählen gehen die Figur und der Genuss verloren. Deshalb lautet meine oberste Regel »Mit Lust essen«. Sie sollen sich nicht schuldig fühlen, wenn Sie essen. Genießen Sie jeden Bissen. Schlemmen Sie – aber hören Sie auf, wenn Sie satt sind. Essen Sie dann keinen Bissen mehr! Lassen Sie ohne Reue etwas auf dem Teller liegen. Auch das leckerste Gericht hinterlässt einen schlechten Geschmack, wenn man zu viel davon hatte.

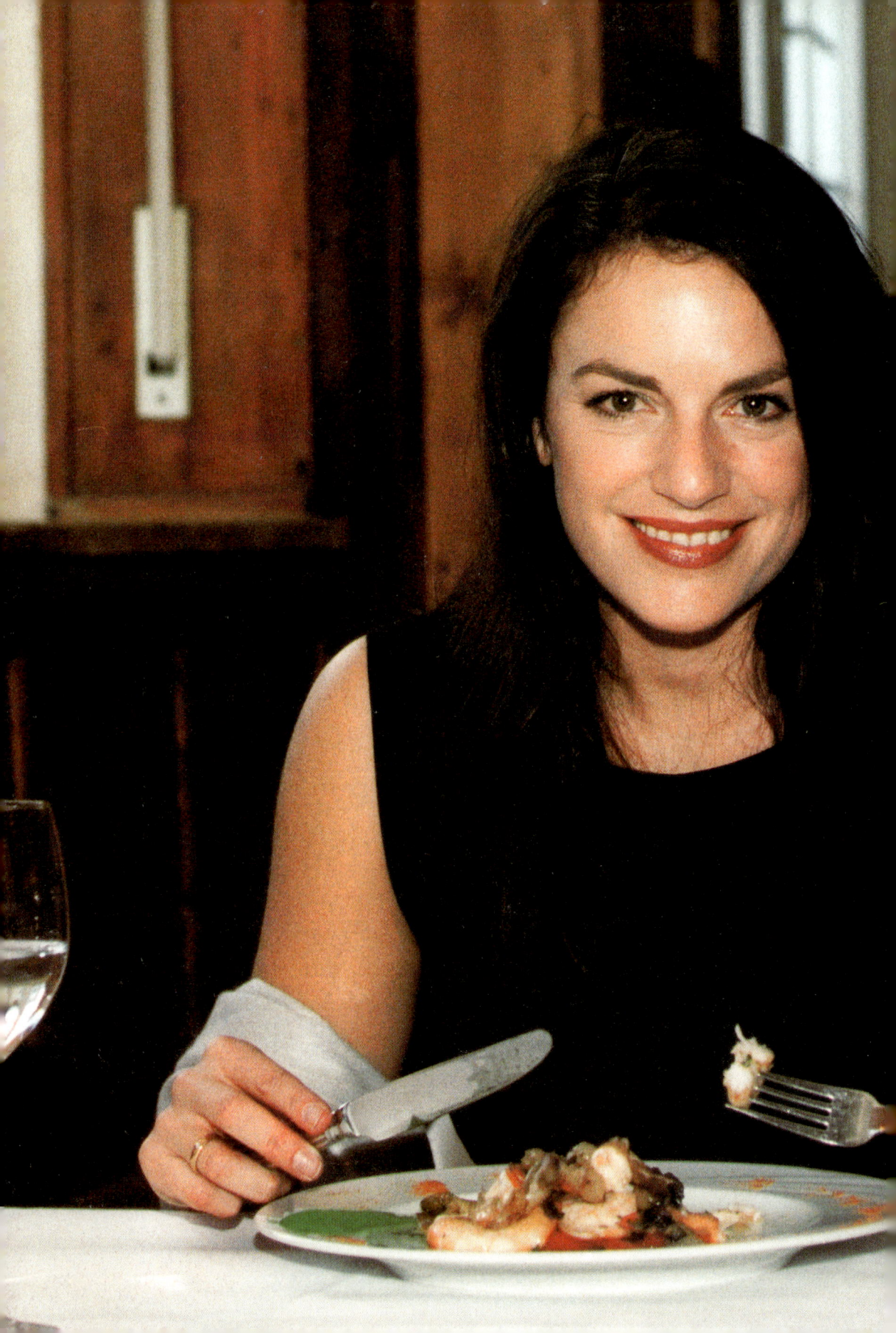

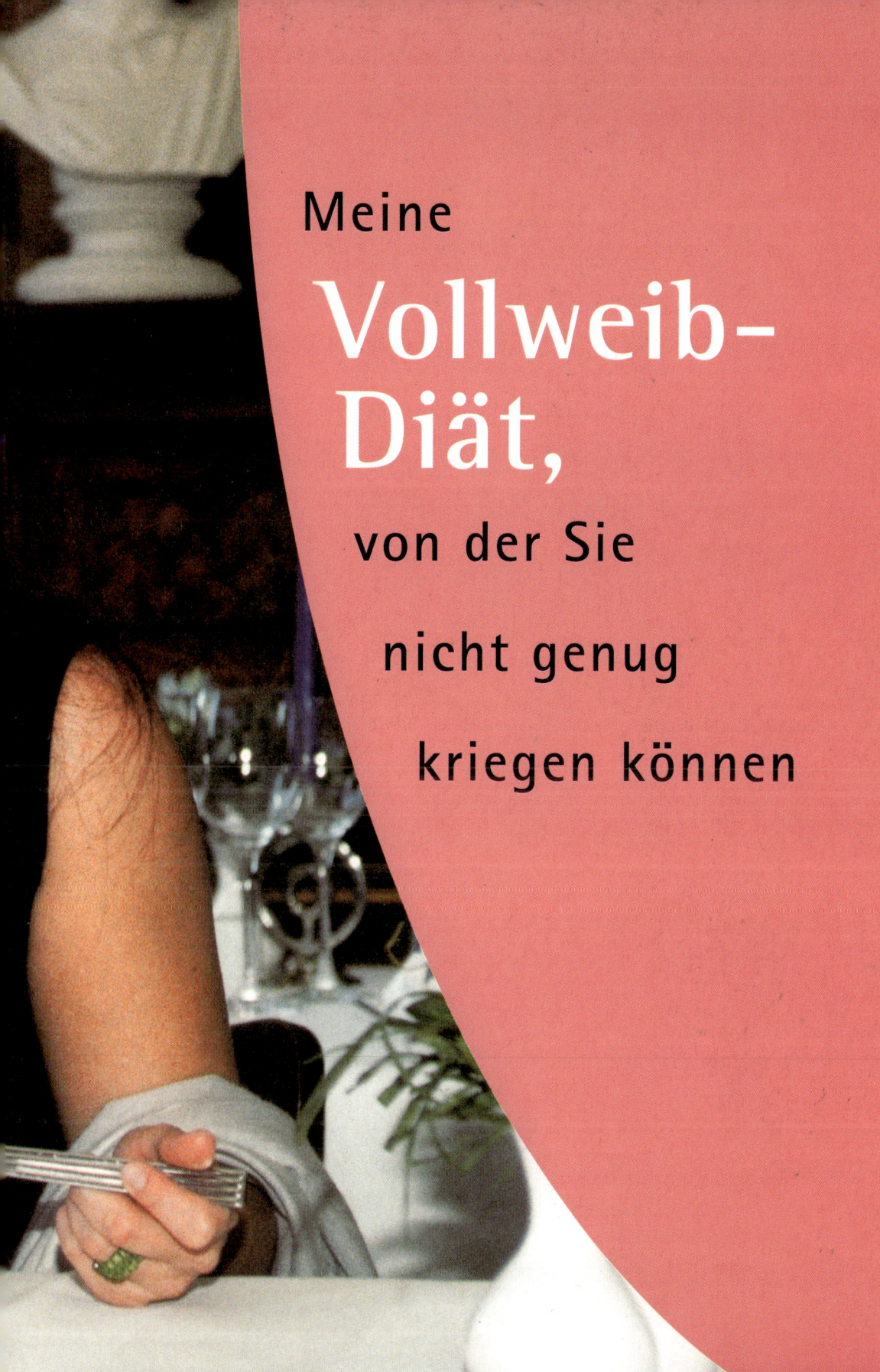

Meine

Vollweib-
Diät,

von der Sie

nicht genug

kriegen können

Ob Sie nun ein paar Kilos abnehmen möchten, Ihr Gewicht auf Dauer halten wollen oder ob Sie beschlossen haben, Ihren Körperfettanteil zu verringern – in diesem Kapitel erfahren Sie alles, was Sie über ausgewogene Ernährung wissen sollten. Hier geht es ganz konkret darum, was Sie hemmungslos essen dürfen – und was Sie in Zukunft als Delikatesse behandeln sollten. Überflüssige Kilos werden schmelzen, Sie werden sich fit und gesund fühlen. Wenn Sie sich außerdem regelmäßig bewegen, wird das Fett auch an den richtigen Stellen verschwinden – und zwar dauerhaft.

Was ist Stoff- wechsel?

Der Körper benötigt ständig Energie, um zu funktionieren. Diese Energie holt er sich aus dem, was wir zu uns nehmen. In jedem Nahrungsmittel befinden sich solche Energieträger. Die wichtigsten sind Kohlenhydrate (Zucker), Fett und Eiweiß. Die Nährstoffe müssen vom Körper in verwertbare Energie umgewandelt werden, dieser Prozess heißt Stoffwechsel. Energieträger, die der Körper nicht sofort braucht, speichert er für »schlechte Zeiten«.

Unser Stoffwechsel wird durch Gene gelenkt, wir können ihn jedoch durch unsere Lebensweise positiv beeinflussen und »auf Trab halten«. Aber Zucker zum Beispiel ist ein Kohlenhydrat, mit dem unser Körper nicht umgehen kann. Das fehlt in seinem genetischen Programm, weil unser Stoffwechsel sich kaum von dem der Steinzeitmenschen unterscheidet. Für die Auswertung von Cola, Schokolade und Sahnetorten ist unser Körper nicht gemacht.

Kohlenhydrate für Nerven und Muskeln

Im Verlauf des Kohlenhydratstoffwechsels werden Kohlenhydrate, die sich beispielsweise in Brot, Nudeln, Kartoffeln und Süßigkeiten befinden, in Zucker (Glukose) umgewandelt. Die Glukose ist der kleinste Baustein dieser Kohlenhydrate. Unser Körper braucht Glukose, um leistungsfähig zu sein. Vor allem für die Funktion des zentralen Nervensystems, aber auch für die Muskelarbeit ist dieser Zucker von großer Bedeutung. Wenn wir zum Beispiel Tennis spielen, verbraucht der Körper diese Form von Energie. Und wenn der Blutzuckerspiegel sinkt, fühlen wir uns unkonzentriert und flattrig und bekommen Hunger auf etwas Süßes.

Da Glukose so wichtig ist, hat der Körper ein wirksames System entwickelt, das die ständige Versorgung mit Blutzucker gewährleistet. An diesem System sind mehrere Hormone beteiligt, das wichtigste ist das Insulin, das in den so genannten Inselzellen der Bauchspeicheldrüse gebildet wird – daher stammt auch der Name des Hormons.

Eiweiß – Grundbaustoff des Körpers

Eiweiß ist ein Grundbestandteil fast aller Körpergewebe. Es hat viele wichtige Aufgaben, zum Beispiel beim Transport von Fett und Hormonen im Blut und bei der Abwehr von Bakterien und Viren. Fisch, Geflügel oder Milchprodukte liefern dem Körper Eiweiß in perfekter Form – fettes Fleisch ist hingegen kein guter Eiweißlieferant. Eiweiß wird im Körper in seine kleinsten Bausteine, in die so genannten Aminosäuren aufgespalten. Erst dann kann es in die Zellen transportiert werden. Wer sich sein Eiweiß nur aus fetter Wurst holt, leidet eigentlich an Eiweißmangel. Denn dieses Eiweiß kann vom Körper nicht aufgespalten werden und bleibt im Darm. Dort führt es zu Verdauungsbeschwerden. Außerdem liefert man dem Körper mit dem Eiweiß aus falschen Quellen auch Purine, die für Gicht und das schlechte Cholesterin verantwortlich sind.

Das richtige Fett essen

Unser Organismus braucht Fett, um reibungslos funktionieren zu können. Aber zum einen ist unsere Ernährung heute insgesamt zu fetthaltig, und zum anderen ist Fett nicht gleich Fett. Fischöl und pflanzliche Fette enthalten überwiegend ungesättigte Fettsäuren, die sich positiv auf den Körper auswirken. Tierische und gehärtete Fette hingegen enthalten vorwiegend gesättigte Fettsäuren. Dies sind »schlechte« Fette, die unter anderem den Cholesterinspiegel ansteigen lassen. Der

Fettstoffwechsel hat es mit den ungesättigten Fettsäuren weitaus leichter – sie sind einfacher abzubauen. Darum verwende ich zum Beispiel zum Braten grundsätzlich Olivenöl statt Butter und esse regelmäßig Fisch. Mehr darüber, wie viel und welches Fett Sie essen sollen, erfahren Sie auf Seite 66.

Mit Süßem stoppen Sie die Fettverbrennung

Dass Zucker und Weißmehl zusammen mit Fett bei mir auf der schwarzen Liste stehen, hat einen gewichtigen Grund: Die Kohlenhydrate im Weißmehl und Zucker liefern viel Glukose. Wenn also nach der Verdauung von Zucker und Weißmehl besonders viel Glukose-Moleküle ins Blut kommen, »erschrickt« die Bauchspeicheldrüse. Ihre Inselzellen schütten daraufhin schockartig das Hormon Insulin aus, um diese Moleküle aus dem Blut zu schaffen und so den Blutzuckerspiegel zu regulieren. Um möglichst effektiv zu sein, sagt das Insulin den Muskeln: Nimm den Zucker, um schnell an Energie zu kommen und pack die Fettmoleküle als eiserne Reserve auf Bauch, Hüften und Po. Wenn viel Insulin im Blut schwimmt, wird das Fett also nicht verbrannt. Solange Sie diesen Kreislauf nicht unterbrechen, bleibt das Fett in seinen Depots eingesperrt.

Ich habe es selbst ausprobiert und neben Fett auch Zucker und Weißmehl stark reduziert. Es wirkt, die Pfunde purzeln. Essen wir jedoch regelmäßig etwas Süßes, wird ständig vermehrt Insulin ausgeschüttet und sorgt dafür, dass die Pölsterchen wachsen. Man muss durch sein Essverhalten die Produktion von Insulin im Körper drosseln. Und schon nimmt man ab.

Zu den Zucker-Lieferanten zählen übrigens nicht nur Naschereien, Kuchen oder Limonaden. Auch Ketchup und Fruchtjogurt enthält viel Zucker und als Konservierungsstoff ist er in Fertiggerichten allgegenwärtig. Sogar Süßstoff lockt leider das Insulin.

Der GLYX-Faktor entscheidet

Wie stark ein Lebensmittel das Hormon Insulin und den Blutzucker dadurch erhöht, verrät der so genannte glykämische Index, kurz GLYX. Wer abnehmen will, sollte diesen Wert niedrig halten. Pommes, Brezeln, Bartkartoffeln oder Cola schmecken zwar gut, aber leider ist ihr glykämischer Index viel zu hoch. Deshalb sollten diese Dickmacher nicht zu oft auf Ihrem Speiseplan stehen. Am schlimmsten für die Figur ist die Verbindung von Zucker mit Fett, deshalb esse ich fast nie Schokolade. Ein hoher GLYX-Wert und Fettgehalt bedeuten, dass jeder Bissen auf den Hüften landet. Man kann direkt zuschauen, wie man zunimmt.

Das gleiche gilt für Weißmehl. Ich bin wirklich kein »Körnerfreak«. Aber ich ziehe jede Vollkornsemmel einem Brötchen aus Weißmehl vor. Das schmeckt besser und schadet meiner Figur nicht. Bei Brot oder Nudeln kaufe ich meist Vollkorn-Produkte. Kleine Ausnahmen sind in Ordnung.

Solange zu viel Insulin im Blut schwimmt, bleibt das Fett wo es ist: in der Zelle. Doch was wäre das Leben ohne Sünden. Ich halte nichts davon, sich zu kasteien. Hin und wieder mal etwas Süßes schadet nicht. Aber ich behandle Süßigkeiten wie eine Delikatesse: selten genießen, aber dann mit großer Lust und ohne Reue. Eine Alternative ist hier die Bitterschokolade mit einem Kakaogehalt von mehr als 70 Prozent. Sie hat einen sehr niedrigen GLYX-Wert, stillt aber meine Lust auf Süßes. Außerdem gilt auch hier: Sie müssen ja nicht gleich eine ganze Schachtel Pralinen aufessen. Weniger ist mehr!

MEIN TIPP

INSULIN VERURSACHT HEIßHUNGER-ATTACKEN Wer viel Zucker isst oder trinkt, überflutet seinen Körper mit unnatürlich viel Glukose-Molekülen. Daraufhin produziert der Körper das Hormon Insulin, das er braucht, um die Glukose-Moleküle aus dem Blut zu schaffen. Wenn viel Insulin im Blut schwimmt, kann das Fett nicht verbrannt werden. Wer ständig mit Süßem seinen Blutzuckerspiegel hochjagt, wird außerdem von Heißhunger-Attacken gequält. Denn wenn der Blutzuckerspiegel wieder sinkt, warnt der Körper mit bohrendem Hungergefühl. Hat sich der Blutzuckerspiegel erst einmal wieder auf das Normalniveau eingependelt, hören die Heißhungeranfälle auch auf. Und fest steht: Wer am Morgen mit Süßem beginnt, hat den ganzen Tag lang Hunger.

So lesen Sie die GLYX-Tabelle

In der folgenden Tabelle finden Sie eine Auswahl von Lebensmitteln nach ihrem GLYX-Wert geordnet. Dabei wurde auf genaue Zahlenangaben verzichtet, da diese letztlich nicht entscheidend sind. Wichtiger ist der Umgang mit den aufgeführten Nahrungsmitteln:

- An den Nahrungsmitteln, die der Sparte »Niedriger GLYX« zugeordnet sind, dürfen Sie sich gerne und oft satt essen. Selbstverständlich sollten Sie sie gesund zubereiten, also nicht mit dicken Sahnesaucen servieren.
- In der Sparte »Mittlerer GLYX« finden Sie die Lebensmittel, die Sie im Prinzip bedenkenlos essen können. Aber wenn Sie abnehmen wollen, sollten Sie nicht zu viel davon verzehren – und ebenfalls nicht mit fetthaltigen Lebensmitteln kombinieren.
- Die Lebensmittel der Sparte »Hoher GLYX« sollten Sie wie Delikatessen behandeln: Essen Sie nur wenig und nur selten davon.
- Der Vermerk »Fettgehalt beachten!« ist ein Hinweis darauf, dass ein Nahrungsmittel verhältnismäßig viel Fett enthält. Wenn Sie abnehmen wollen, sollten Sie davon nicht zu viel essen, auch wenn der GLYX niedrig ist.

Sie sollten den Fettanteil bei Ihrer Ernährung im Auge behalten, aber ganz ohne geht es auch nicht. Zum einen braucht unser Körper Fett, zum anderen ist es Geschmacksträger. Aber es muss nicht immer gleich süße Sahne oder Crème fraîche sein. Ich verwende stattdessen grundsätz-lich Magerjogurt oder Magermilch. Der Fettanteil darin reicht völlig aus, um den Geschmack der übrigen Zutaten zu unterstützen.

Auf der Verpackung steht's

Auf jeder Verpackung finden Sie heute eine kleine Tabelle, die Ihnen verrät, ob das Lebensmittel gut oder schlecht für Ihre Figur ist. Dort finden Sie den Zuckeranteil und können auch nachlesen, wie viel Fett das Lebensmittel enthält. Es lohnt sich, beim Einkaufen diese Tabellen zu studieren. Dabei werden Sie zum Beispiel feststellen, dass Bierschinken deutlich weniger Fett enthält als Mortadella oder Schinkenwurst und Geflügelprodukte grundsätzlich magerer sind als Produkte vom Schwein. Gekochter Schinken hat weitaus weniger Fett als geräucherter Schinken, und Putenbrust und Lachsschinken sind besonders fettarm. Auch bei Fertiggerichten gibt es erhebliche Unterschiede, ebenso bei Salatsaucen, Jogurt- und Quarkzubereitungen usw.

Bei Milch und Milchprodukten wird der Fettgehalt in Prozent angegeben und ist so auf den ersten Blick zu erkennen. Für die fettarme Küche gilt grundsätzlich: Verwenden Sie statt Schlagsahne besser Magermilch, und statt Crème fraîche nehmen Sie saure Sahne (keinen Schmand). In der Tabelle auf Seite 67 finden Sie den Fettgehalt einiger Lebensmittel.

TABELLE GLYX-WERTE

NIEDRIGER GLYX	MITTLERER GLYX	HOHER GLYX
BROT UND BACKWAREN		
Pumpernickel	Pizzabrot	Weißbrot
Vollkornbrot, grobkörnig	Vollkornknäckebrot	Brezeln
Knäckebrot, ballaststoffreich	Butterkekse	Baguette
Apfelmuffins	Reiscräcker	Croissant (Fettgehalt beachten!)
(Fettgehalt beachten!)		Biskuit (Fettgehalt beachten!)
Bananenkuchen		
(Fettgehalt beachten!)		
Vollkornbrot, fein geschrotet		
FRÜHSTÜCKSFLOCKEN		
Vollkornhaferflocken	Fertigmüsli (gezuckert)	Cornflakes & Co.
Vollkornmüsli	Instant-Haferflocken	
Kleieflocken		
Weizenkeime		
GETREIDE, TEIGWAREN UND KARTOFFELN		
Getreidekörner	Popcorn	Weißer Reis
Bulgur	Couscous	Instant-Reis
Buchweizen	Basmatireis	Bratkartoffeln
Vollkorn-Nudeln	Naturreis	(Fettgehalt beachten!)
Hartweizen-Nudeln	Neue Kartoffeln, gekocht	Pommes Frites
Parboiled Reis	Gnocchi	(Fettgehalt beachten!)
Kartoffelpüree	Kartoffelchips	Eiernudeln
	(Fettgehalt beachten!)	
HÜLSENFRÜCHTE UND NÜSSE		
Sojabohnen		
Linsen		
Bohnen		
Trockenerbsen		
Nüsse (Fettgehalt beachten!)		
Mandeln		
(Fettgehalt beachten!)		
Sesamsaat		
(Fettgehalt beachten!)		
Sonnenblumenkerne		
(Fettgehalt beachten!)		
GEMÜSE		
Auberginen	Möhren	
Blattsalate	Kürbis	
Brokkoli	Mais	
Blattsalate	Pilze	
Grüne Bohnen	Grüne Erbsen	
Gurken	Rote Bete	
Kohlgemüse		

NIEDRIGER GLYX	MITTLERER GLYX	HOHER GLYX

GEMÜSE
Paprika
Pilze
Sellerie
Spinat
Tomaten
Zucchini
Zwiebeln

OBST		
Äpfel	Melonen	Papayas
Aprikosen, frisch & getrocknet	Rosinen	
Beeren	Ananas	
Birnen	Bananen	
Grapefruits	Mangos	
Trauben		
Kirschen		
Kiwis		
Orangen		
Pflaumen		
Avocados		
(Fettgehalt beachten!)		

ZUCKER UND SÜSSES		
Agavensirup	Honig	Traubenzucker
Fruchtzucker	Marmelade	Malzzucker
Milchzucker	Schokolade	
Bitterschokolade	(Fettgehalt beachten!)	
(mehr als 70 % Kakaoanteil;	Haushaltszucker	
Fettgehalt beachten!)		

MILCHPRODUKTE		
Milch	Fertigmilchprodukte, gesüßt	
Jogurt	Eiscreme (Fettgehalt beachten!)	
Quark		
Dickmilch		
Kefir		
Trinkschololade		
Käse (Fettgehalt beachten!)		

GETRÄNKE		
Mineralwasser	Fruchtsaftgetränke, gesüßt	Colagetränke
Tee & Kaffee ohne Zucker	Fruchtnektare, gesüßt	
Fruchtsäfte	Limonaden	
Gemüsesäfte	Bier	
Buttermilch		
Trinkmilch		

Den Zuckergehalt prüfen

Dass Zucker schlecht für die Figur ist, weiß inzwischen jedes Kind. Für Naschkatzen ist das besonders tragisch. Aber jeder, der seinen Zuckerkonsum einschränkt, nimmt sofort ab. Es sind nicht die Kalorien, die dick machen. Zucker sorgt dafür, dass das entstandene Fett auf den Hüften gebunkert wird. Deswegen muss man nicht die Kalorienmenge senken, sondern nur den Zucker weglassen. Oft ist man sich gar nicht bewusst, ob und mit wie viel Zucker ein Produkt gesüßt worden ist. Vergleichen Sie zum Beispiel beim Kauf von Müsli die Tabellen. Sie werden feststellen, dass es ungesüßte und zuckerhaltige Müslis gibt. Das Etikett »Müsli« ist keine Garantie für gesunde Ernährung.

Meiden Sie die Fettnäpfchen

Fett ist der Dickmacher Nummer Eins. Jedes Gramm Fett, das wir nicht verbrauchen, bleibt auf den Hüften. Doch wie oben schon erläutert wurde, braucht der Körper Fett – es sollte nur das richtige Fett in den richtigen Mengen sein.

Frauen sollten täglich etwa 60 bis 70 Gramm Fett zu sich nehmen, Männer 80 bis 90 Gramm. Im Durchschnitt genehmigen wir uns jedoch täglich 100 bis 140 Gramm Fett – und das sieht man. Wer nicht nur sein Gewicht halten, sondern abnehmen möchte, sollte nicht mehr als 30 bis 50 Gramm Fett am Tag konsumie-

ren. Aber sparen Sie an der richtigen Stelle! Mit Fleisch, Wurst und fertigen Lebensmitteln nehmen wir genug gesättigte Fette auf – und diese belasten den Körper. Verwenden Sie darum zum Beispiel beim Kochen Olivenöl und essen Sie häufiger Fisch als Fleisch. Olivenöl und Fisch enthalten ungesättigte Fettsäuren, die für den Körper leichter zu verarbeiten sind.

Fett liegt schwer im Magen

Nicht zuletzt sollten Sie auch hier auf Ihren Körper hören: Jeder spürt, dass fettes Essen schwer im Magen liegt. Man fühlt sich müde und träge. Wenn Sie nach dem Essen das Bedürfnis nach einem Schnaps haben, der »den Magen aufräumt«, dann haben Sie Ihrem Magen zu viel zugemutet. Nach einem fettarmen Essen hingegen fühlt man sich satt, aber voller Energie. Darum bevorzuge ich die leichte Küche, die oft asiatische und südländische Gerichte enthält. Denn ob in Thailand oder Italien – die Menschen essen dort traditionell mehr pflanzliche Nahrungsmittel, wie Gemüse und Obst, Getreide und Hülsenfrüchte. Dazu kommt viel Fisch und Geflügel. Milchprodukte, Käse und Jogurt stehen ebenfalls auf dem Speiseplan.

In der folgenden Tabelle ist der Fettgehalt einer Reihe von Lebensmitteln aufgelistet. Schauen Sie sich die Liste an und überlegen Sie, wo Sie überflüssiges Fett zu sich nehmen. Es gibt genug Möglichkeiten Fett zu sparen, ohne Geschmackseinbußen hinnehmen zu müssen. Probieren Sie's einfach mal.

TABELLE

FETTGEHALT AUSGEWÄHLTER LEBENSMITTEL
(Angaben in Gramm je 100 **Gramm Lebensmittel**)

MILCH UND MILCHPRODUKTE					
Buttermilch	< 1	Austern	1	**SCHWEINEFLEISCH**	
Kondensmilch	8	Hummer	2	Filet	3
Schlagsahne	32	Languste	1	Bauch	21
Saure Sahne	10	Tintenfisch	1	Eisbein	12
Schmand	24	Lachs, roh	14	Keule	23
Crème fraîche	40	Lachs, geräuchert	7	Kotelett	6
		Aal, roh	25	Kassler	17
		Forelle	3	Zunge	15
KÄSE		Hecht	1		
Mozzarella	20	Karpfen	5	**WILD**	
Appenzeller 50 % Fett i.Tr.	32	Zander	< 1	Hase	3
Bavaria Blue 70 % Fett i.Tr.	40			Hirsch	3
Camembert 60 % Fett i.Tr.	33	**GEFLÜGEL**		Reh	1
Edamer 45 % Fett i.Tr.	28	Ente	17	Kaninchen	7
Emmentaler 45 % Fett i.Tr.	30	Gans	31		
Gouda 48 % Fett i.Tr.	28	Brathuhn	9	**WURST**	
Parmesan 32 % Fett i.Tr.	26	Hühnerbrust	6	Bierschinken	11
Raclette 48 % Fett i.Tr.	28	Suppenhuhn	20	Bockwurst	25
Tilsiter 45 % Fett i.Tr.	25	Putenbrust	1	Geflügelwurst, mager	5
Ziegenkäse 45 % Fett i.Tr.	22			Gelbwurst	27
		HAMMEL-/LAMMFLEISCH		Lachsschinken	
EIER		Brust	37	(ohne Fettrand)	3
Hühnerei	12	Filet	3	Leberwurst, grob	29
Eigelb	32	Keule	18	Mettwurst	37
Eiklar	< 1	Kotelett	32	Putenbrust	3
		Lende	13	Salami	33
		Zunge	15	Schinken, gekocht	11
FETTE UND ÖLE				Schinken, geräuchert	18
Butter	83	**KALBFLEISCH**		Wiener Würstchen	28
Butterschmalz	99	Brust	6		
Schweinschmalz	99	Filet	1	**BACKWAREN**	
Speiseöl	99	Keule	1	Apfelkuchen, gedeckt	7
Kokosfett, gereinigt	99	Kotelett	3	Pfannkuchen	12
Mayonnaise 80 % Fett	79	Schnitzel	2	Butterkeks	10
Salatmayonnaise 50 % Fett	49	Zunge	6	Käsekuchen	10
				Nusskuchen	24
FISCH/MEERESTIERE				Sachertorte	17
Heilbutt	2	**RINDFLEISCH**		Sahnetorte	25
Hering	18	Filet	4		
Kabeljau (Dorsch)	< 1	Keule	9	**NÜSSE/KERNE**	
Goldbarsch	4	Rippe	32	Cashewnuss	42
Sardine	4	Lende	4	Erdnussbutter	50
Scholle	2	Hackfleisch	14	Pinienkerne	60
Steinbutt	2	Zunge	16	Walnuss	62
Tunfisch, roh	16				

Meine Vollweib-Rezepte

Im Buchhandel finden Sie viele Kochbücher mit leckeren Rezepten aus der leichten Küche. Ich habe eine kleine Kochbuch-Sammlung zu Hause und liebe es, darin zu blättern und mich inspirieren zu lassen. Probieren Sie es ebenfalls aus – es ist ganz einfach, gesund und leicht zu kochen. Und lassen Sie sich von den Rezepten, die ich hier für Sie zusammengestellt habe, ruhig den Mund wässrig machen: Sie dürfen sich an ihnen gerne satt essen.

Ist Fleischeslust erlaubt?

Geflügelfleisch wie Huhn, Pute oder Truthahn können Sie bedenkenlos einkaufen und essen. Geflügel ist genauso gut, aber magerer als ein Stück Schweineschulter oder Bauchfleisch. Wenn Sie Schwein essen, sollten Sie zu einem mageren Kotelett oder Filet greifen. Klassiker wie Gans oder Ente mit Knödel und Rotkraut sollten – wenn überhaupt – Festtagen vorbehalten sein. Angesichts der Fleischskandale sollten Sie grundsätzlich Fleisch kaufen, das von einem Biobauernhof stammt. Bezahlen Sie lieber ein bisschen mehr dafür – aber so können Sie wenigstens sicher sein, dass Sie gute Qualität bekommen. Im Übrigen genügt es, einmal in der Woche Fleisch zu essen. Ihren Eiweißbedarf können Sie mit Fisch decken, der ruhig mehrmals pro Woche auf dem Speiseplan stehen kann.

Fetter Fisch als gesunde Delikatesse

Auch beim Fisch gibt es Unterschiede. Zu den fettarmen Sorten zählen zum Beispiel Steinbutt, Kabeljau, Barsch, Forelle, Schellfisch, Heilbutt, Zander sowie Langusten, Hummer, Flusskrebse und Muscheln. Weniger gut für die Figur sind Aal, Lachs oder Hering, denn sie sind relativ fett. Aber auch diese Sorten genieße ich ab und an ohne schlechtes Gewissen. Denn das Fischfett gehört zu den mehrfach ungesättigten Fettsäuren, die zum Beispiel unerlässlich für die optimale geistige Entwicklung sind. Fisch liefert außerdem leicht verdauliches Eiweiß und steht deshalb ganz oben auf meinem Speisezettel.

Kochen wie im Süden

Wie die Südländer verwende ich nur Olivenöl zum Kochen und Braten. Das in Deutschland übliche tierische Bratfett oder gar Schmalz vermeide ich, da dies ganz unnötige Fettkalorien sind. Olivenöl ist ebenfalls fett, aber es ist reich an ungesättigten Fettsäuren, also an »gutem« Fett. Wenn Sie den intensiven Geschmack des Olivenöls nicht immer mögen, können Sie auch Rapsöl verwenden. Es hat die gleichen guten Eigenschaften, schmeckt aber milder.

Die gesättigten Fettsäuren – das »schlechte« Fett – stecken unter anderem in Sahne, Butter und fettem Käse. Sie dürfen Fett nicht einfach vom Speisezettel verbannen, aber Ihrer schlanken Linie und

Gesundheit zuliebe sollten Sie wählerisch sein. Bei mir gibt es keine Sahnesaucen oder Aufläufe mit fetter Käsekruste. Ich koche »pur«. Eine dicke Sauce, eine Panade oder Käseklumpen verdecken nur den natürlichen Geschmack.

Leckereien zwischendurch

Für den kleinen Hunger zwischendurch habe ich Alternativen zum Schokoriegel oder Teilchen aus der Bäckerei: Ich esse einen Apfel oder ein Stückchen nicht zu fetten Käse. Und beim Fernsehen nasche ich lieber eine Orange, Erdbeeren oder Paprikaschoten als eine Tüte Chips. Doch was wäre das Leben ohne kleine Sünden. Die verbotenen Sachen schmecken leider immer am besten. Darum erlaube ich mir einmal pro Woche, meistens am Sonntag etwas Süßes. Und das genieße ich dann ohne Reue.

Aber auch beim Naschen gibt es Unterschiede: Bonbons oder Gummibärchen enthalten kaum Fett, im Gegensatz zu Kuchen oder Torten. Auch Schokolade steht leider ganz oben auf der Delikatessenliste. Denn Zucker – also Kohlenhydrate – in Verbindung mit Fett führt dazu, dass unser Körper bis zu 60 Prozent mehr Fett einlagert (vgl. dazu Seite 61 f.). Für eine schlanke Linie verzichte ich weitgehend auf diese süßen Dickmacher.

Merken, wann man satt ist

Wenn Sie sich gesund ernähren und vielleicht auch ein wenig abspecken wollen, dann sollten Sie nicht nur darauf achten, was Sie essen, sondern auch wie Sie essen. Am wichtigsten ist es, die Mahlzeiten langsam und in Ruhe zu genießen. Ihr Magen meldet erst nach 15 bis 20 Minuten ans Gehirn, dass er satt ist. In dieser Zeit kann man eine Menge in sich reinschaufeln – zum Beispiel bei einer Heißhunger-Attacke. Um Ihren Magen zu überlisten, können Sie 10 bis 15 Minuten vor dem Essen langsam ein Glas Wasser trinken. Für den Magen fängt damit die Mahlzeit schon an, und wenn Sie dann tatsächlich etwas essen, registrieren Sie schneller das Sättigungsgefühl und sollten dann natürlich auch die Mahlzeit beenden.

Wenn Sie sich genug Zeit für das Essen nehmen, kauen Sie gründlicher, was die Verdauung der Nahrungsmittel erleichtert. Außerdem essen Sie dann weniger, weil Sie sich auf das Essen konzentrieren können. Darum sollten Sie beim Essen weder lesen noch fernsehen, denn die Ablenkung verleitet einen dazu, zu schnell und zu viel zu essen – man merkt nicht, dass man satt ist.

Doch nun kann es endlich losgehen. Lassen Sie sich von den folgenden Rezepten inspirieren. Ich habe eine große Auswahl an Rezepten für Sie zusammengestellt. Natürlich habe ich meine Lieblingsrezepte, wie z. B. Spaghetti all'arrabiata, aufgeschrieben. Doch ansonsten habe ich versucht, ein möglichst breites Spektrum abzudecken, von Gemüse über Pasta, Fisch, Geflügel, Fleisch bis hin zu leckeren Desserts. Es sollte also für jeden etwas dabei sein – überzeugen Sie sich von der Köstlichkeit und dem Abwechslungsreichtum der leichten Küche!

Frischer Tropen-Obst-salat mit Magerjogurt

Statt Brötchen esse ich zum Frühstück einen frischen Obstsalat. Die Zutaten variieren je nach Saison und Lust. Als Fan tropischer Früchte nehme ich häufig Ananas und Mango. Sie können aber auch Äpfel, Birnen, Pfirsiche, Trauben usw. verwenden – was Sie mögen. Wenn Teile der Früchte übrig bleiben, stelle ich sie in den Kühl-schrank und verwerte sie dann am nächsten Tag. Wenn ich besonders viel Power brauche, mixe ich etwas Müsli unter die Früchte. Als ultimativen Vitaminstoß presse ich eine Orange aus und trinke den Saft ebenfalls zum Frühstück.

Für 1 Person
1 Scheibe frische Ananas
1/2 Mango
1 Kiwi
100 g Magerjogurt oder 100 ml
  Buttermilch
evtl. etwas Müsli

❶ Schneiden Sie die Ananas, die Mango und die Kiwi in kleine Stücke und mischen Sie die Früchte.
❷ Geben Sie den Jogurt bzw. die Buttermilch darüber.

Knusper-Müsli

Von dem folgenden Rezept können Sie die doppelte oder dreifache Menge herstellen und die trockene Mischung in einem fest schließenden Behälter lagern. Den Jogurt gießen Sie erst kurz vor dem Essen darüber.

Für 2 Personen
1 EL Sonnenblumenkerne
1 EL Mandelblättchen
1 EL Honig
3 EL Haferflocken
3 EL Weizenflocken
20 g Trockenfrüchte (z. B. Rosinen,
  Aprikosen)
100 g Jogurt, Milch oder Kefir
evtl. frische Früchte

❶ Rösten Sie die Sonnenblumenkerne und die Mandelblättchen in einer Pfanne an. Geben Sie den Honig dazu und lassen Sie alles karamellisieren.
❷ Zerhacken Sie die feste Masse mit einem schweren Messer und mischen Sie die Knusperkrümel mit den Flocken und den Trockenfrüchten.
❸ Mischen Sie das Müsli mit Jogurt bzw. mit Milch oder Kefir. Nach Geschmack können Sie auch frische Früchte dazugeben.

Porridge mit Erdbeer-Jogurt-Püree

Ich liebe das Aroma frischer Erdbeeren. Damit die Früchte beim Waschen ihr Aroma nicht verlieren, gehe ich wie folgt vor: Vor dem Putzen die Beeren kurz waschen und dann die grünen Kelchblätter entfernen.

Für 2 Personen
100 g kernige Haferflocken
1 Prise Jodsalz
200 ml fettarme Milch
100 g fettarmer Naturjogurt
200 g Erdbeeren
2 TL Agavendicksaft
2 TL Zitronensaft

❶ Haferflocken mit Salz, knapp 1/2 l Wasser und Milch aufkochen und unter Rühren etwa 10 Minuten bei milder Hitze ausquellen lassen.
❷ Jogurt und geputzte Erdbeeren pürieren, mit Agavendicksaft und Zitronensaft abschmecken und zu dem Porridge servieren.

Hüttenfrühstück mit Trauben

Ob Sie weiße oder rote Trauben verwenden, bleibt bei diesem Frühstück natürlich Ihnen überlassen. Bei mir bewirken diese leckeren Früchte einen schnellen Energieschub.

Für 2 Personen
4 Scheiben Vollkornknäckebrot
125 g Hüttenkäse
100 g Weintrauben
2 TL gehackte Pistazien
Zimt

❶ Die Knäckebrote mit Hüttenkäse bestreichen und mit den halbierten Weintrauben belegen.
❷ Pistazien und Zimt darüber streuen.

Beerentoast

Diesen leckeren Beerenquark können Sie auch ohne Brot als Nachspeise oder Zwischenmahlzeit genießen.

Für 2 Personen
4 Scheiben Vollkorntoast
200 g Beeren
2 EL Magerquark
Zucker
2 TL Pistazienkerne

❶ Das Brot toasten.
❷ Die Beeren waschen und putzen, mit dem Quark grob zerdrücken.
❸ Die Beerenmischung mit Zucker abschmecken und dick auf die Toastscheiben streichen. Mit Pistazienkernen bestreuen.

Brötchen auf italienische Art

Holen Sie sich ein Stück Italien auf den Frühstückstisch. Falls ich Basilikum und Pinienkerne gerade nicht vorrätig habe, verfeinere ich das Brötchen mit Petersilie oder Schnittlauch.

Für 2 Personen
2 Vollkornbrötchen
125 g Buttermilchquark
2 mittelgroße Tomaten
1/2 Bund Basilikum (in feinen Streifen)
1 TL Pinienkerne

❶ Die Brötchen mit Quark bestreichen, Tomaten in Scheiben schneiden und darauf verteilen.
❷ Basilikum und Pinienkerne darauf verteilen.

Radieschenbrot mit Sprossen

Da die Radieschen immer bundweise angeboten werden, verbraucht man selten alle auf einmal. Ein Tipp von mir zum frischhalten: Radieschenputzen und in einem luftdichten Behältnis in den Kühlschrank stellen. So halten sie sich mindestens drei Tage frisch.

Für 2 Personen
2 Scheiben Vollkornbrot
100 g fettarmer Kräuterquark
1/2 Bund Radieschen
2 EL Alfalfasprossen

❶ Die Vollkornbrote mit Quark bestreichen und mit Radieschenscheiben belegen.
❷ Die Sprossen darüber streuen.

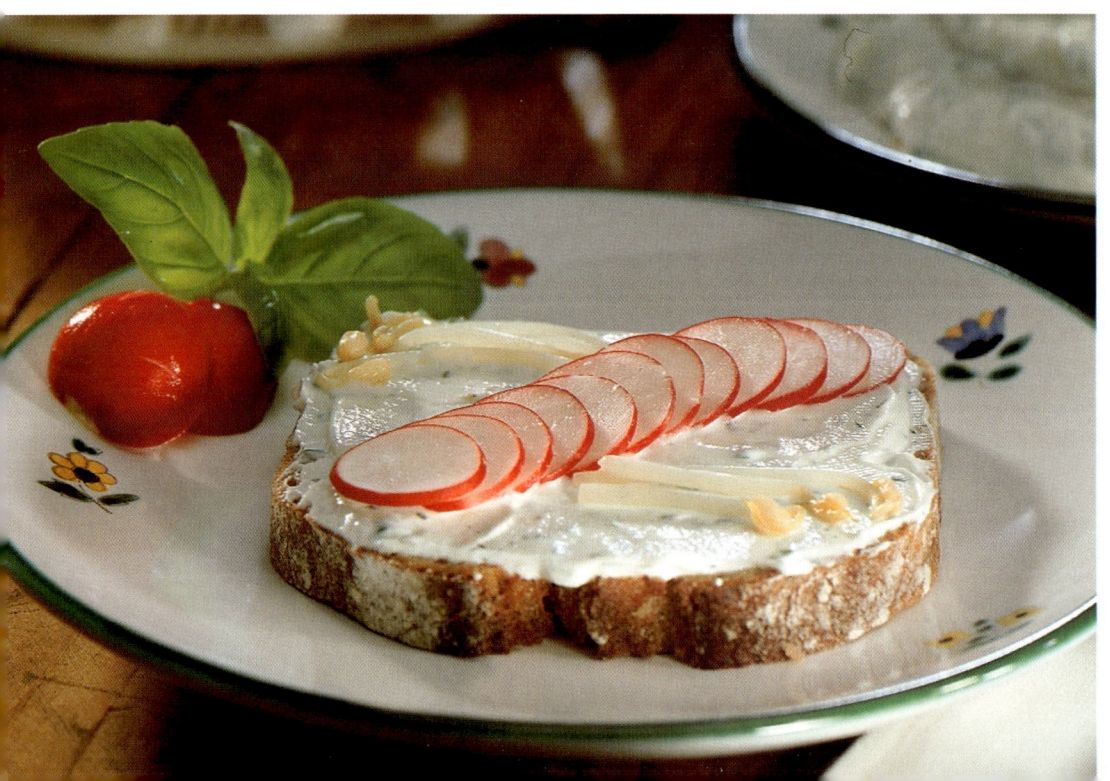

Frucht-Knäcke

Diesen fruchtigen Snack können Sie auch mit Nektarinen oder Aprikosen zubereiten.

Für 2 Personen
100 g Hüttenkäse
1 EL Honig
6 Scheiben Knäckebrot
2 Pfirsiche
2 TL Pistazien

1 Den Hüttenkäse mit dem Honig verrühren und auf die Knäckebrote streichen.
2 Die Pfirsiche waschen, abreiben, halbieren, den Stein entfernen und das Fruchtfleisch in Spalten schneiden.
3 Die Spalten auf die Knäckebrote legen und mit den Pistazien bestreuen.

Gemüsesuppe

Ich habe fast immer frischen Parmesan im Haus. Diesen reibe ich erst kurz vor dem Servieren über die heiße Suppe.

Für 4 Personen
1 Stange Lauch
2 Zwiebeln
1 Knoblauchzehe
4 EL Rapsöl
2 Möhren
2 Kartoffeln
200 g Staudensellerie
2 Zucchini
200 g Zuckerschoten
1 l Gemüsebrühe
4 Tomaten
Jodsalz
Pfeffer
1 Bund Petersilie
1 Bund Basilikum

1 Den Lauch längs einschneiden, gründlich waschen, den weißen und hellgrünen Teil in Scheiben schneiden. Die Zwiebeln und den Knoblauch schälen und hacken. In einem großen Topf das Öl erhitzen, Zwiebeln, Knoblauch und Lauch darin dünsten.
2 Die Möhren und die Kartoffeln schälen und in Würfel schneiden. Den Staudensellerie und die Zucchini waschen, putzen und in Scheiben schneiden. Die Zuckerschoten waschen, putzen und kleinschneiden. Das geschnittene Gemüse zum Lauch geben, mit der Gemüsebrühe ablöschen.
3 Die Tomaten kreuzweise einschneiden, kurz in kochendes Wasser geben, herausnehmen und häuten, je nach Größe vierteln oder achteln, zur Brühe geben, mit Salz und Pfeffer würzen. Etwa 30 Minuten im geschlossenen Topf bei geringer Hitze kochen lassen.
4 Die Petersilie und das Basilikum waschen, die Blätter hacken und vor dem Servieren unter die Suppe rühren. Nochmals mit Salz und Pfeffer abschmecken.

Pikanter Bohnensalat

Grüne Bohnen haben von sich aus
nicht so viel Geschmack. Ich koche
sie mit wenig Wasser, reichlich Salz
und etwas Bohnenkraut – und nie
länger als 10 Minuten. Dann werden
sie außerdem schön bissfest.

Für 2 Personen
250 g grüne Bohnen
etwas Bohnenkraut
Jodsalz
3 Tomaten
1 Zwiebel
1 kleine Dose weiße Bohnen
  (250 g Abtropfgewicht)
1 EL Weißweinessig
100 ml Tomatensaft
1/2 kleine Chilischote
1 Knoblauchzehe
2 EL Pinienkerne

❶ Grüne Bohnen waschen, putzen
und in mundgerechte Stücke schneiden.
In kochendem Salzwasser und etwas
Bohnenkraut in etwa 10 Minuten bissfest garen.
❷ Tomaten achteln, Zwiebel schälen
und in Ringe schneiden, weiße Bohnen
abspülen und abtropfen lassen.
❸ Aus Essig, Tomatensaft, fein gewür-
felter Chilischote, durchgepresster
Knoblauchzehe und Salz eine pikante
Sauce rühren und die Salatzutaten
vorsichtig unterheben.
❹ Pinienkerne in einer Pfanne ohne
Fett rösten und vor dem Servieren über
den Salat streuen.

Gebratenes Gemüse aus dem Wok

Besonders gerne koche ich im Wok.
Das Gemüseschnipseln kostet zwar
Zeit, aber das Kochen geht dann um
so schneller. Sie werden sehen, wie
gut dieses Gericht schmeckt und wie
»leicht« Sie sich nach dem Essen
fühlen.

Für 2 Personen
400–500 g Gemüsemischung, z. B. Au-
  berginen, Bohnen, Brokkoli, Zucchini,
  Sojabohnensprossen, Paprikaschoten,
  Shitakepilze, Chinakohl, Frühlings-
  zwiebeln
1 Schalotte
2 Knoblauchzehen
1 grüne Chilischote
1 EL Erdnussöl
Austernsauce
helle Sojasauce
Fischsauce
100 ml Gemüsebrühe
1/2 Bund Koriandergrün

❶ Putzen und waschen Sie das Gemüse und schneiden Sie alles in mundgerechte Stücke.
❷ Schälen Sie die Schalotte und den
Knoblauch und hacken Sie beides fein.
Schneiden Sie die Chilischote mit den
Kernen schräg in dünne Ringe. Wenn
Sie es nicht so scharf mögen, schneiden sie die Chili durch, entfernen Sie
die Kerne (das geht gut unter fließendem Wasser) und schneiden den Rest
in feine Streifen.

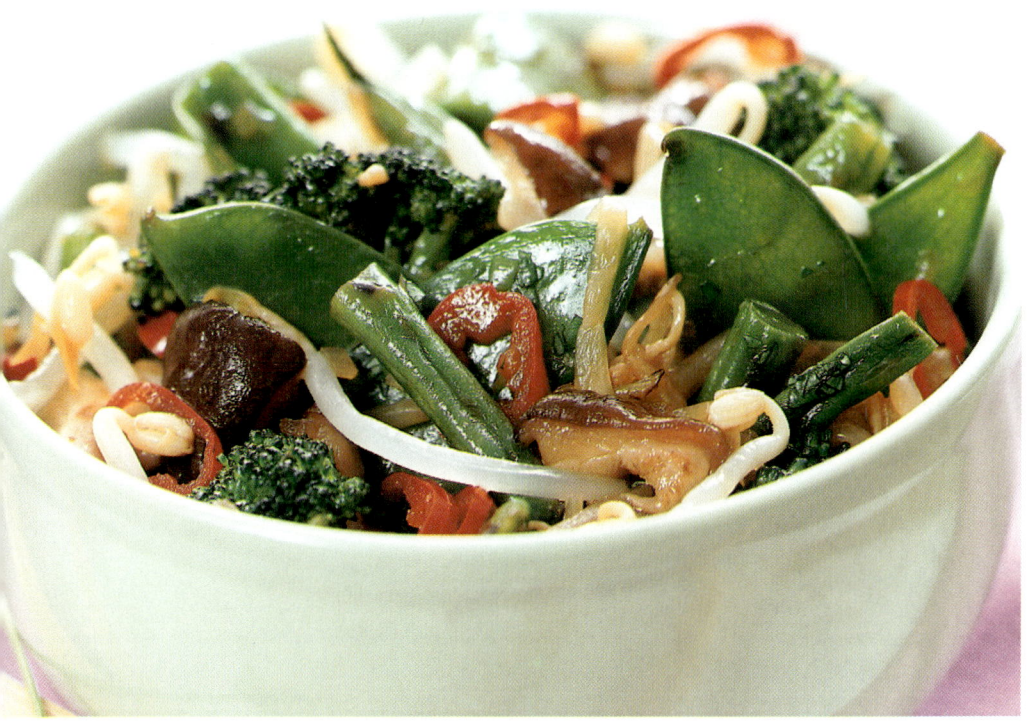

3 Erhitzen Sie das Erdnussöl im Wok. Dünsten Sie den gehackten Knoblauch darin leicht an. Geben Sie dann nach und nach das Gemüse hinein: zuerst das festfleischige, das am längsten braucht, die anderen Sorten folgen je nach Festigkeit.

4 Zuletzt fügen Sie die Schalotten und die Chili hinzu und braten alles gut an. Würzen Sie das Gemüse mit Austern-, Soja- und Fischsauce und löschen Sie es mit der Gemüsebrühe ab. Lassen Sie das Ganze noch ein paar Minuten köcheln, bis das Gemüse bissfest ist.

5 Inzwischen waschen und hacken Sie den Koriander. Vor dem Servieren streuen Sie den Koriander über das Gemüse.

Schafskäse-Tomaten-Zwiebel-Topf

Schafskäse, Tomaten und Zwiebeln ergeben mit dem Thymian eine köstliche Mischung. Dieses leckere Sommergericht muss eine Weile schmoren, aber die Zubereitung ist völlig unproblematisch. Genießen Sie es pur oder mit Naturreis.

Für 2 Personen

1/2 kleine Gemüsezwiebel
2 große Fleischtomaten (ca. 700 g)
300 g Schafskäse
1 TL Olivenöl
Salz
Pfeffer
Thymian

❶ Schälen Sie die Zwiebel und schneiden Sie sie in schmale Ringe. Die Tomaten waschen, die Strünke entfernen und die Früchte in kleine Würfel schneiden. Den Schafskäse zerkrümeln.
❷ Geben Sie das Olivenöl in einen Topf und füllen Sie das Gemüse folgendermaßen ein: Zuerst geben Sie ein Drittel der Tomaten in den Topf, darauf verteilen Sie ein Drittel der Zwiebeln und darauf ein Drittel der Schafskäsekrümel. Die Schicht mit Salz, Pfeffer und Thymian würzen. Diese Schichten inklusive Gewürze noch zweimal wiederholen.
❸ Stellen Sie das Ganze auf den Herd, bringen Sie es zum Kochen und lassen es dann zugedeckt köcheln, bis alles gar ist (ca. 45 Minuten).

Kichererbsenpolenta mit Schmorgurken

Die Schmorgurken lassen sich gut mit anderem Sommergemüse kombinieren, z. B. mit Tomaten, Paprika, Auberginen und Zucchini.

Für 2 Personen

1/2 l Gemüsebrühe
150 g Kichererbsenmehl
2 EL Pflanzenöl
500 g Schmorgurken
1 Zwiebel
1 Knoblauchzehe
150 g fettarmer Jogurt
2 TL Vollkornmehl
Jodsalz
Pfeffer
2 EL gehackter Estragon

❶ Die Gemüsebrühe erhitzen, das Kichererbsenmehl zugeben und unter Rühren etwa 5 Minuten ausquellen lassen. Daumendick auf eine gefettete Platte streichen und auskühlen lassen.
❷ In Rauten schneiden und in 1 EL Öl von beiden Seiten je fünf Minuten goldgelb braten.
❸ Gurken schälen, halbieren, entkernen und in Scheiben schneiden.
❹ Zwiebel und Knoblauchzehe schälen, würfeln und im restlichen Öl glasig dünsten. Die Gurken zugeben und zugedeckt 5 Minuten schmoren.
❺ Jogurt mit Mehl verrühren und unterrühren. Einmal aufkochen lassen und mit Salz und Pfeffer abschmecken. Mit Estragon bestreuen.

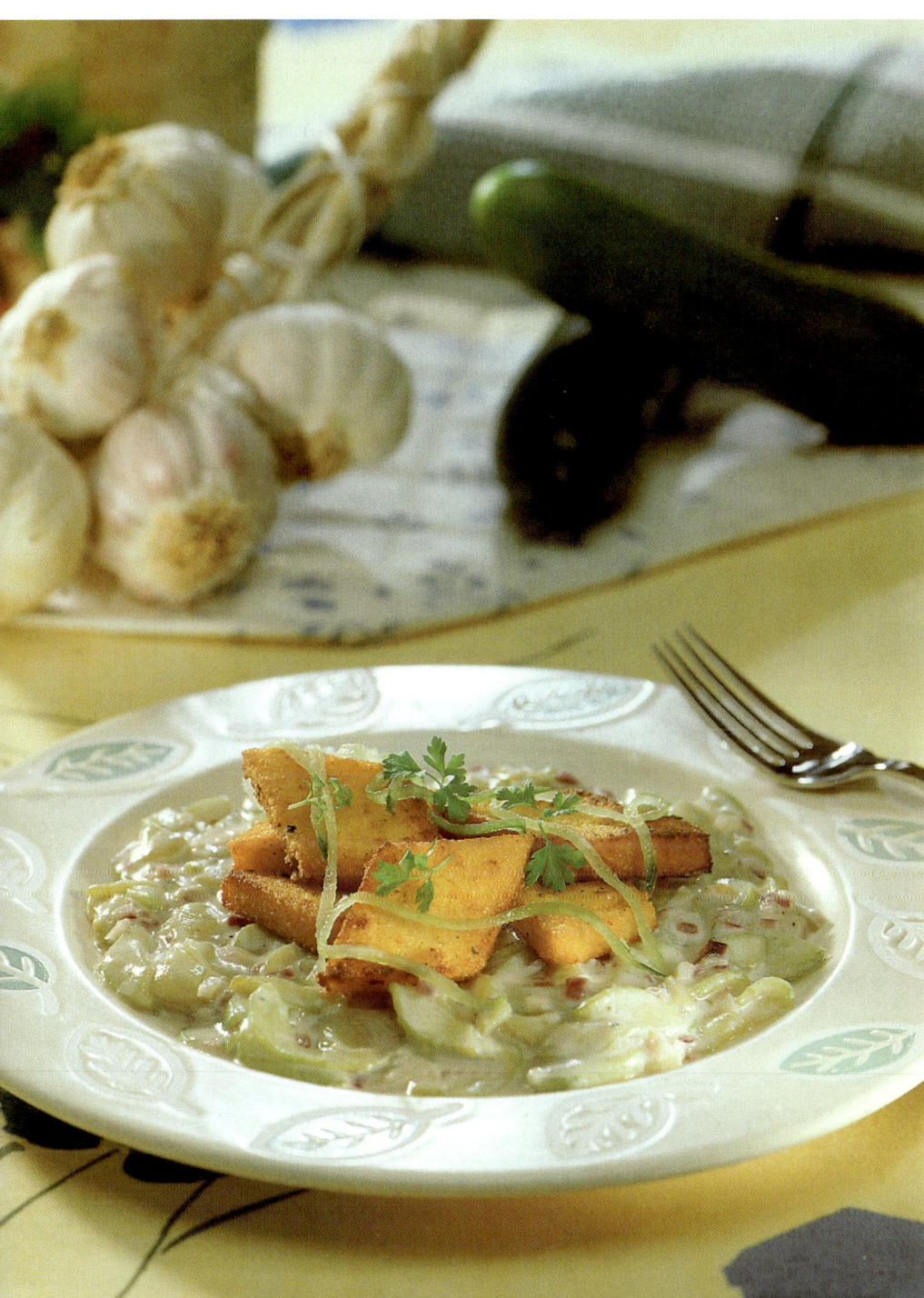

Gemüse-Lasagne

Die fleischlose Lasagne mit Mozzarella überbacken ist eine fettarme – und sehr köstliche – Variante des klassischen Rezeptes mit Hackfleisch. Die Gemüse-Lasagne ist auch ideal für Gäste, die Sie vegetarisch bekochen möchten.

Für 2 Personen

1 Bund Lauchzwiebeln
3 Stangen Staudensellerie
250 g Brokkoli
1 kleine Dose Anchovis (Abtropfgewicht
* 40 g)*
1–2 Knoblauchzehen
60 g Mozzarella
1 Packung Tomatenpüree (500 g)
1 EL frische Oreganoblättchen
* (oder 1 TL getrockneter Oregano)*
Salz
Cayennepfeffer
8 Lasagneplatten (ohne Vorkochen)

❶ Heizen Sie den Backofen auf 200 °C vor.
❷ Putzen und waschen Sie das Gemüse und schneiden Sie es klein. Würfeln Sie die Anchovis, die Knoblauchzehe schälen Sie und pressen sie durch. Reiben Sie den Mozzarella.
❸ Geben Sie das Tomatenpüree in eine Schüssel. Schmecken Sie es mit Anchovis, Knoblauch und Gewürzen pikant ab.
❹ Gießen Sie in eine Auflaufform zuerst etwas Tomatensauce. Darüber schichten Sie abwechselnd je 2 Nudel-platten, Gemüse und Tomatensauce. Die beiden oberen Schichten sollten Nudeln und Sauce sein.
❺ Bestreuen Sie den Auflauf mit dem Mozzarella und backen Sie ihn im Ofen ca. 45 Minuten.

Rucola-Linsen-Salat

Wenn Sie Pumpernickel dazu essen, ist dieser pikante Salat ein leckeres Abendessen.

Für 2 Personen

50 g rote Linsen
1/4 l Gemüsebrühe
125 g Rucola
1 rote Zwiebel
1/2 reife Birne
150 ml Kefir
1 TL Olivenöl
Jodsalz
Cayennepfeffer

❶ Garen Sie die Linsen ca. 10 Minuten in der Gemüsebrühe. Gießen Sie die Linsen ab und lassen Sie sie abkühlen.
❷ Waschen und putzen Sie den Rucola und zerteilen Sie ihn in mundgerechte Stücke. Schälen Sie die Zwiebel und schneiden Sie sie in Ringe. Waschen Sie die halbe Birne, entfernen Sie das Kerngehäuse und schneiden Sie das Fruchtfleisch in Spalten. Mischen Sie alle Zutaten vorsichtig.
❸ Verrühren Sie den Kefir mit dem Olivenöl. Würzen Sie das Dressing mit Salz und Pfeffer und gießen Sie es über den Salat.

Fatburner-Suppe

Diese Gemüsesuppe fördert aufgrund ihrer Bestandteile (u. a. Enzyme) die Fettverbrennung. Ich esse sie vor allem nach einem »Sündenfall« um überflüssiges Fett schneller wieder zu verbrennen.

Für 4 Personen

5 Frühlingszwiebeln
1 großer italienischer Weißkohl
2 große grüne Paprikaschoten
1 Staudensellerie
1 Bund Petersilie
1 große Dose geschälte Tomaten
2 Päckchen Zwiebelsuppe oder
 ca. 2 EL Instant-Gemüsebrühe
Pfeffer
Chilipulver

❶ Frühlingszwiebeln, Weißkohl, Paprika und Staudensellerie waschen, putzen und in kleine Stücke schneiden. Die Petersilie waschen, trockenschütteln und hacken.

❷ Geben Sie das gesamte Gemüse mit den Tomaten und der Petersilie in einen großen Topf und gießen Sie die Suppe oder Brühe mit ca. 1 200 ml Wasser auf. Das Gemüse sollte ganz bedeckt sein.

❸ Lassen Sie das Ganze 10 Minuten sprudelnd kochen, dann verringern Sie die Temperatur und lassen die Suppe bei niedriger Hitze köcheln, bis das Gemüse gar, aber noch bissfest ist.

❹ Würzen Sie die Suppe mit Pfeffer und Chilipulver.

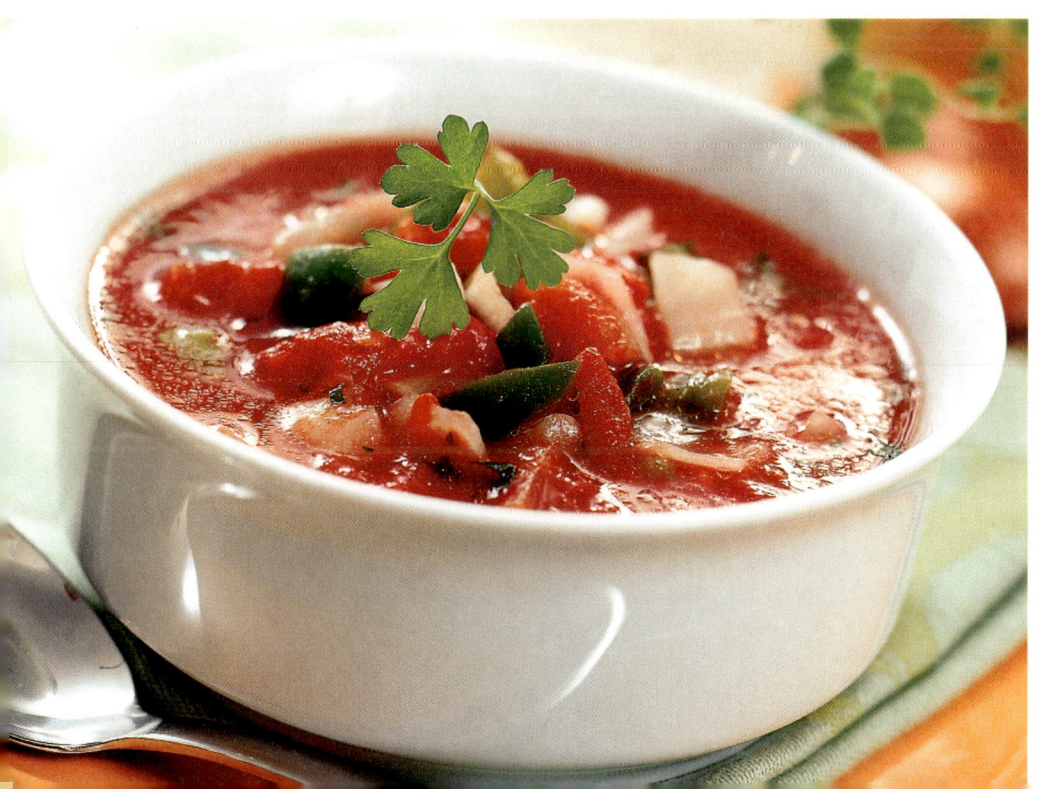

Tomaten-Bohnen-Salat

Wenn ich eine Salatsauce mit Zwiebeln mache, mariniere ich letztere erst einige Minuten in der Essig-Gewürz-Mischung, bevor ich das Öl hinzugebe. Die Zwiebeln saugen etwas von dem Essig auf und sind dann nicht mehr so scharf.

Für 4 Personen

1 Gemüsezwiebel
200 g Cocktailtomaten
400 g Kidneybohnen (Dose)
1 Bund Basilikum
3 TL Olivenöl
2 EL Balsamessig
2 EL flüssige Gemüsebrühe
Jodsalz
Pfeffer
4 Scheiben Vollkornbrot

1 Die Zwiebel schälen und in kleine Würfel schneiden. Die Tomaten waschen, putzen und in Scheiben schneiden. Die Bohnen waschen und abtropfen lassen.

2 Das Basilikum waschen, trockenschwenken und klein schneiden. Mit Olivenöl, Balsamessig und Gemüsebrühe verrühren und mit Zwiebelwürfeln, Tomatenscheiben und Bohnen vermengen.

3 Den Tomaten-Bohnen-Salat mit Salz und Pfeffer würzen und 15 Minuten ziehen lassen. Dazu Vollkornbrot servieren.

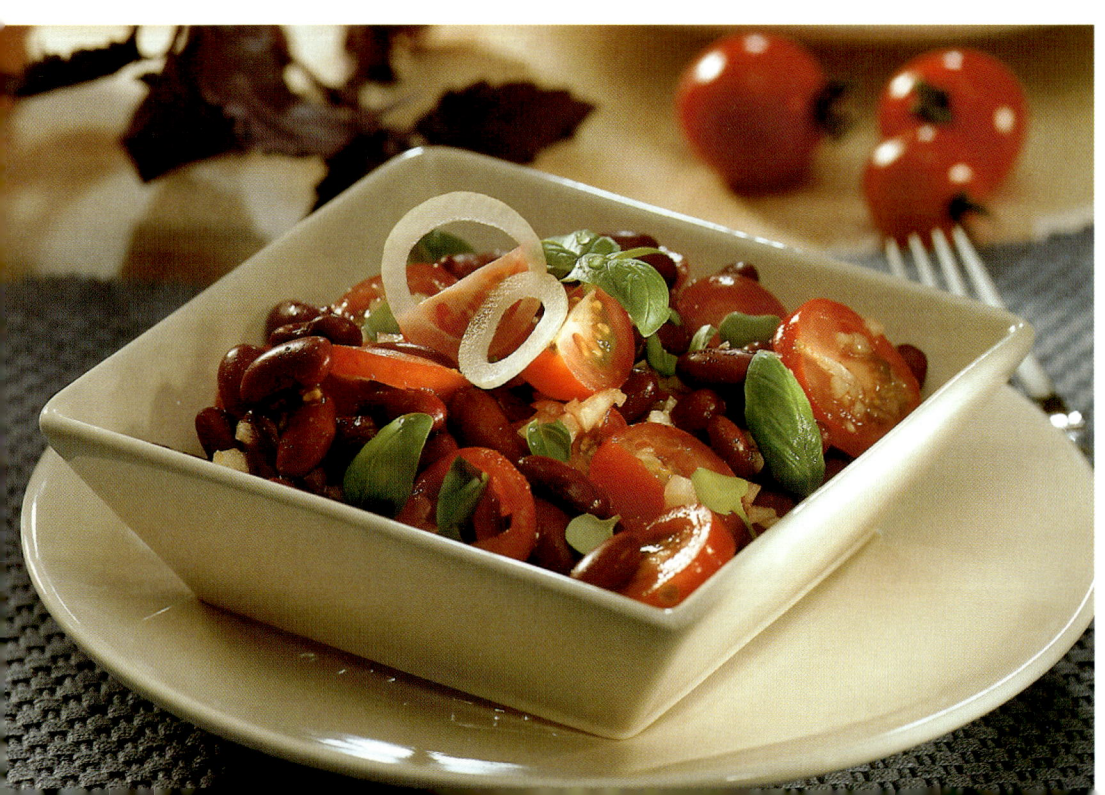

Zucchinisuppe

Diese feine Suppe kann als Vorspeise gereicht werden. Mit einer Scheibe Vollkornbrot ergibt sie aber auch eine leckere Abendmahlzeit.

Für 4 Personen
750 g Zucchini
1 Bund Dill
50 g Butter
30 g Mehl
1 l klare Hühnerbrühe
20 g Butter
1 Eigelb
150 g saure Sahne

1 Die Zucchini waschen, putzen und grob raspeln. Den Dill waschen, trocknen und hacken.
2 In einem großen Topf die Hälfte der Butter erhitzen und das Mehl darin anschwitzen. Die Mehlschwitze mit der Hühnerbrühe ablöschen. Das Ganze ca. 10 Minuten köcheln lassen.
3 Inzwischen erhitzen Sie in einer Pfanne die restliche Butter und dünsten die Zucchini darin 5 Minuten. Danach geben Sie die Zucchini zur Suppe.
4 Nehmen Sie den Topf vom Herd und legieren Sie die Suppe mit dem Eigelb. Zum Schluss rühren Sie die saure Sahne darunter. Vor dem Servieren streuen Sie den Dill darüber.

Blattspinat mit Champignons

Für dieses Rezept können Sie sowohl frischen als auch tiefgekühlten Blattspinat verwenden.

Für 1 Person
200 g Spinat
1 kleine Zwiebel
2 EL Olivenöl
75 g saure Sahne
1 Prise Zucker
Salz
weißer Pfeffer
Muskat
evtl. Knoblauch
100 g Champignons

1 TK-Spinat auftauen lassen, frischen Spinat waschen und verlesen. Die Zwiebel schälen und fein würfeln.
2 Erhitzen Sie das Öl in einer Pfanne und braten Sie die Zwiebeln an. Geben Sie den Spinat dazu und lassen ihn kurz mitdünsten.
3 Die saure Sahne hinzufügen, würzen und das Ganze zugedeckt 5 Minuten garen lassen.
4 Inzwischen die Pilze waschen, putzen und in feine Scheibchen schneiden. Zum Spinat geben und kurz miterhitzen.
5 Noch einmal abschmecken und servieren.

Kohlrabi-Lauch-Topf

In Kombination mit den hart gekochten Eiern ist dieser feine Gemüse-Topf sehr sättigend.

Für 4 Personen
4 Eier
4 große Kohlrabi
2 Stangen Lauch
Salz
300 g saure Sahne
1 TL Dijonsenf
50 g geriebener Emmentaler
Salz
weißer Pfeffer
evtl. Kerbel

❶ Die Eier hart kochen, schälen und grob würfeln. Die Kohlrabi schälen und klein schneiden. Den Lauch waschen, putzen und in schmale Ringe schneiden.
❷ Den Kohlrabi 2 Minuten in kochendem Salzwasser dünsten. Den Lauch dazugeben und beides zusammen noch ca. 7 Minuten dünsten.
❸ In einem kleinen Topf die saure Sahne erhitzen und den Senf einrühren. Den geriebenen Emmentaler darin schmelzen.
❹ Die Sauce mit Salz und Pfeffer abschmecken und mit dem Gemüse mischen. Die Eier darüber streuen und evtl. mit Kerbelblättchen garnieren.

Auberginenauflauf

Ein italienischer Klassiker! Verwenden Sie die festfleischigen Flaschen- oder Eiertomaten. Sie schmecken besonders intensiv.

Für 4 Personen
1 kg Auberginen
Salz
600 g Tomaten
1 Bund Basilikum
6 EL Olivenöl
Pfeffer
100 g geriebener Parmesan
150 g Mozzarella in Scheiben

❶ Die Auberginen waschen, in Scheiben schneiden, salzen und 1 Stunde ziehen lassen.
❷ Die Tomaten kurz mit kochendem Wasser überbrühen, häuten und entkernen. Das Basilikum waschen, trocknen und hacken.
❸ Die Auberginenscheiben trockentupfen und nach und nach in ca. 3 EL Öl anbraten.
❹ Den Rest des Olivenöls in einem Topf erhitzen und die Tomaten mit dem Basilikum hineingeben. Salzen, pfeffern und ca. 20 Minuten kochen lassen, bis die Sauce eingedickt ist.
❺ Das Ganze in eine Auflaufform schichten: Mit den Auberginen beginnen, dann Parmesan, Mozarella und Tomatensauce darauf verteilen usw. Etwa 40 Minuten bei 180 °C backen.

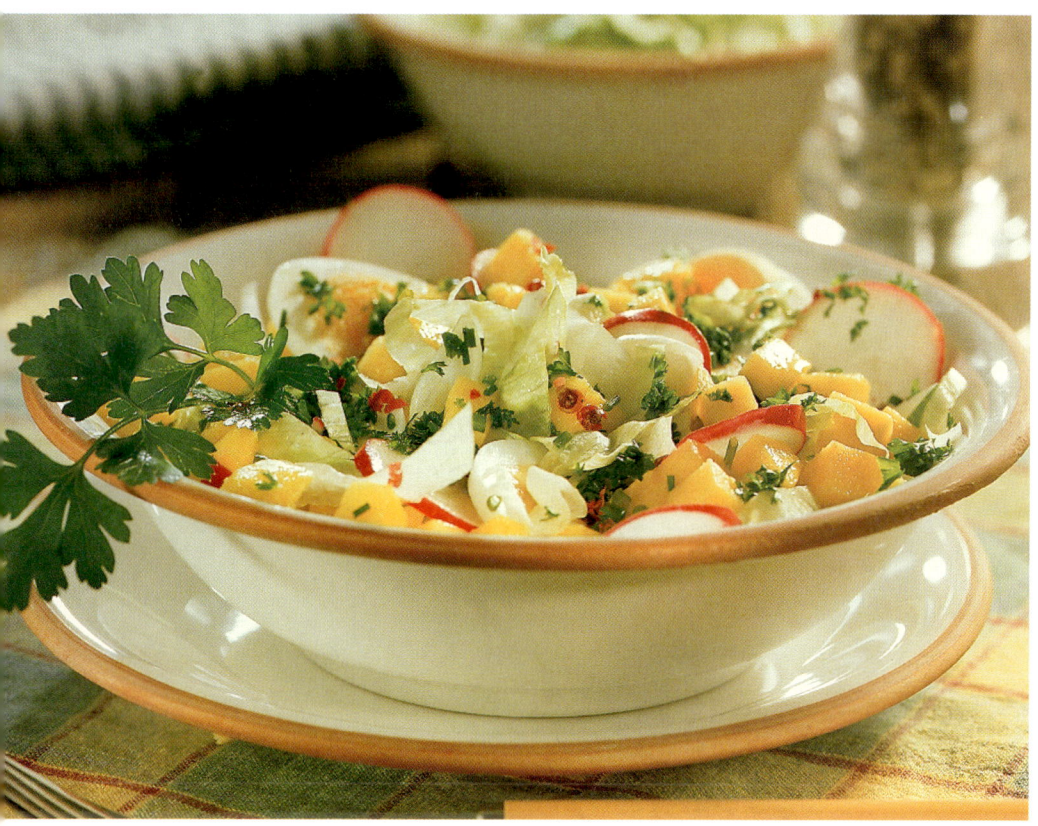

Eisbergsalat mit Mangos

Die Mangos geben dem »kühlen« Eisbergsalat eine exotische Note.

Für 4 Personen

1 Eisbergsalat
2 große Mangos
1 Bund Radieschen
roter & weißer Pfeffer
2 Zitronen
2 EL Olivenöl
2 EL Gemüsebrühe
Salz
1 Bund Petersilie

❶ Den Eisbergsalat waschen, putzen und in Streifen schneiden.
❷ Die Mangos schälen, das Fruchtfleisch in Stücke schneiden. Die Radieschen waschen, putzen, in Scheiben schneiden und mit den Mangostücken zum Salat geben.
❸ Den roten Pfeffer im Mörser grob zerdrücken. Die Zitronen auspressen, den Saft mit dem Olivenöl und der Gemüsebrühe verrühren. Mit Salz, weißem und rotem Pfeffer würzen.
❹ Die Sauce über den Salat geben und 10 Minuten durchziehen lassen. Die Petersilie waschen, die Blättchen hacken und über den Salat geben.

Bandnudeln mit Knoblauch-Champignons

Verwenden Sie für dieses Rezept grüne Tagliatelle aus Hartweizengrieß. Sie sind gesund, schmecken lecker und sehen mit den Champignons serviert ansprechend aus.

Für 1 Person
100 g Bandnudeln
Salz
200 g Champignons
1 Knoblauchzehe
1 EL Olivenöl
100 ml Weißwein
1/2 TL Gemüsebrühe
Pfeffer
1/2 TL süßer Senf
Paprika edelsüß
1 TL Kräuter-Crème-fraîche
etwas gehackte Petersilie

❶ Kochen Sie die Nudeln in Salzwasser bissfest.
❷ Inzwischen putzen Sie die Champignons und halbieren sie eventuell. Den Knoblauch schälen und hacken.
❸ Erhitzen Sie das Olivenöl und dünsten Sie darin die Pilze und den Knoblauch an. Wein und Brühe dazugeben und das Ganze im offenen Topf etwa 8 Minuten köcheln lassen. Kräftig mit Salz, Pfeffer, Senf und Paprika abschmecken.
❹ Vermischen Sie die abgetropften Nudeln mit der Sauce und 1 TL Crème fraîche. Dann auf einen Teller geben und mit Petersilie bestreut servieren.

Spiralnudeln mit Rucola und Tomaten

Wenn Sie nicht abnehmen, sondern lediglich Ihr Gewicht halten möchten, können Sie vor dem Servieren noch 2 EL saure Sahne unter die Nudeln mischen.

Für 2 Personen
80 g Rucola
1/2 Zwiebel
1 kleine Knoblauchzehe
250 g Cocktailtomaten
250 g Spiralnudeln
Salz
1 TL Olivenöl
Curry
Pfeffer
1 EL geriebener Parmesan

❶ Waschen und putzen Sie den Rucola, schneiden Sie die Blätter in schmale Streifen.
❷ Die Zwiebel und die Knoblauchzehe schälen und beides fein hacken. Die Tomaten waschen, putzen und vierteln.
❸ Die Nudeln in reichlich kochendem Salzwasser bissfest garen.
❹ Erhitzen Sie das Olivenöl in einem Topf und dünsten Sie die Zwiebeln und den Knoblauch darin an. Den Rucola und die Tomaten dünsten Sie kurz mit.
❺ Geben Sie die gekochten und abgetropften Nudeln dazu, mischen Sie alles gut durch und würzen Sie das Ganze mit Curry, Salz und Pfeffer.
❻ Servieren Sie die Nudeln und streuen Sie Parmesan darüber.

Spaghetti all'arrabiata

Dies sind meine Lieblings-Spaghetti!
Statt Cayennepfeffer können Sie die
Sauce auch mit gemahlener Peperoni,
scharfem Paprika oder Chilisauce würzen. Übrigens wird das italienische
»arrabiata« in der Küche mit »scharf«
übersetzt – es heißt aber auch »toll-
wütig«. Und »tollwütige Spaghetti«
sind doch genau das richtige für ein
Vollweib!

Für 1 Person
2 EL Öl
1 zerdrückte Knoblauchzehe
1 kleine Dose Tomaten
1/2 Tasse Rotwein
1 TL Oregano
1 Prise Salz
1 Messerspitze Cayennepfeffer

125 g Vollkorn-Spaghetti
geriebener Parmesan
Basilikumblättchen

❶ Erhitzen Sie das Öl in einer Pfanne
und dünsten Sie darin den Knoblauch
und die zerkleinerten Tomaten an.
❷ Geben Sie den Rotwein dazu und
würzen Sie die Sauce mit Oregano,
Salz und Cayennepfeffer oder Peperoni
bzw. Chili. Wie scharf Sie würzen,
hängt von Ihrem persönlich Geschmack ab. Lassen Sie die Sauce etwa
15 Minuten einkochen.
❸ In der Zwischenzeit kochen Sie die
Nudeln bissfest.
❹ Gießen Sie die Nudeln ab, und geben
Sie sie sofort in den Topf mit der Sauce.
❺ Alles gut vermischen, auf den Teller
geben, mit Parmesan bestreuen und
mit Basilikumblättchen dekorieren.

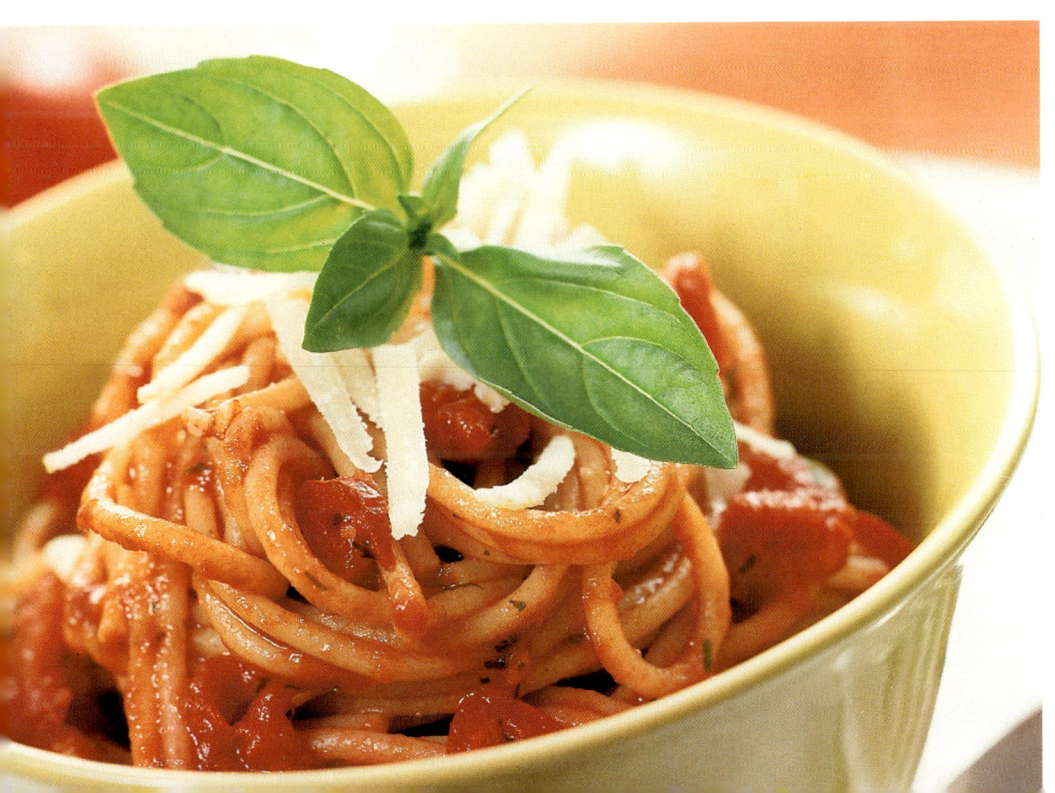

Schmetterlingsnudeln mit Shiitake

Wenn's mal ganz schnell gehen muss, wandle ich dieses Rezept wie folgt ab: Ich verwende eine TK-Gemüsemischung, die man nur noch erhitzen muss. Dazu gebe ich die gegarten Nudeln und fertig ist das Blitzrezept.

Für 4 Personen
200 g Shiitake-Pilze
800 g Paprikaschoten
400 g Schmetterlingsnudeln
Salz
2 EL Rapsöl
Pfeffer
1 Bund Basilikum
20 g geriebener Parmesan

❶ Die Shiitake-Pilze mit einem Küchentuch abreiben, größere Pilze halbieren.
❷ Die Paprikaschoten waschen, putzen, halbieren und in kleine Würfel schneiden.
❸ Die Schmetterlingsnudeln in Salzwasser etwa 10 Minuten garen.
❹ Das Rapsöl in einem großen Topf erhitzen. Die Paprikawürfel darin etwa 5 Minuten dünsten. Die Pilze zugeben und bei geringer Hitze kurz mitdünsten. Mit Salz und Pfeffer würzen.
❺ Das Basilikum waschen, trocknen, die Blätter grob hacken und kurz mitdünsten.
❻ Die Nudeln abgießen und mit der Paprika-Pilz-Mischung vermengen. Mit Parmesan bestreut servieren.

Scharfer Spaghettisalat

Essen Sie öfter Nudeln, gerade wenn Sie abnehmen wollen. Doch achten Sie auf die Saucen. Hier lauern die Dickmacher: viel Sahne, oft reichlich Öl und Käse. Der Linie wegen sollten Sie sich für die fettarmen, leckeren Tomatensaucen entscheiden.

Für 4 Personen
300 g Spaghetti
Salz
300 g Cocktailtomaten
1 Bund Basilikum
1 grüne Peperoni
2 Knoblauchzehen
3 TL Olivenöl
1 EL Weißweinessig
Cayennepfeffer
Tabasco
Pfeffer

❶ Die Spaghetti in sanft kochendem Salzwasser etwa 10 Minuten garen. Das Wasser sofort abgießen und die Nudeln mit eiskaltem Wasser abschrecken.
❷ Die Cocktailtomaten vierteln. Das Basilikum waschen, trocknen und die Blätter klein schneiden. Die Peperoni waschen, halbieren, von den Kernen befreien und sehr fein schneiden. Mit den Tomatenvierteln und dem Basilikum unter die Spaghetti geben.
❸ Den Knoblauch schälen und pressen, mit Öl und Essig zu den Nudeln geben. Mit Cayennepfeffer, Tabasco, Salz und Pfeffer abschmecken.

Tortellinisuppe

Die frischen Spinattortellini für diese Suppe finden Sie im Kühlregal eines gut sortierten Supermarktes.

Für 4 Personen

300 g frische Spinattortellini
2 Zwiebeln
2 Knoblauchzehen
300 g Zucchini
1 EL Olivenöl
1 gr. Dose geschälte Tomaten
1/2 l Tomatensaft
Pfeffer aus der Mühle
Salz
Basilikum
geriebener Parmesan

❶ Die Spinattortellini nach Packungs-anleitung garen, anschließend abseihen.
❷ Die Zwiebeln schälen und fein wür-feln. Den Knoblauch schälen. Die Zuc-chini waschen, putzen, der Länge nach vierteln und in Scheiben schneiden.
❸ In einem Topf das Öl erhitzen, darin die Zwiebeln glasig dünsten. Den ge-pressten Knoblauch, dann die Tomaten mit der Flüssigkeit und den Tomaten-saft zugeben. Dabei mit dem Kochlöf-fel die Tomaten etwas zerstoßen. Das Ganze einmal aufkochen lassen, dann die Zucchini zugeben und etwa vier bis fünf Minuten mitgaren.
❹ Die Suppe mit Pfeffer, Salz und Basilikum abschmecken. Die Tortellini in der Suppe erwärmen, aber nicht aufkochen lassen. Mit Parmesan be-streut servieren.

Fenchelnudeln mit Krabben

Nudeln kann man in den exotischsten Varianten zubereiten. Probieren Sie doch mal diese Kombination aus Krab-ben, Kapern und süßlichem Fenchel – es schmeckt sehr eigen, aber köstlich!

Für 1 Person

125 g Vollkorn-Nudeln
Salz
1 Fenchelknolle
1 Tasse Gemüsebrühe
1 Lauchzwiebel
1/2 Bund glatte Petersilie oder etwas
  Fenchelkraut
3 TL Tomatenmark
2 EL Kapern
50 g Krabbenfleisch
1 1/2 TL Olivenöl
Pfeffer

❶ Die Nudeln in Salzwasser bissfest garen und abgießen.
❷ Den Fenchel in Streifen schneiden und 3 Minuten in der Brühe kochen. Die Lauchzwiebel klein schneiden, zufügen und 2 Minuten offen weitergaren. Die Flüssigkeit soll etwas einkochen.
❸ Petersilie oder Fenchelkraut wa-schen, trocknen und grob hacken. Zu-sammen mit den gekochten Nudeln, dem Tomatenmark und den Kapern in den Topf zum Gemüse geben. Alles noch einmal aufkochen lassen.
❹ Krabben und Öl unterheben. Mit Pfeffer würzen und kurz durchziehen lassen, aber nicht mehr kochen.

Penne mit Kürbiskernpesto

Pesto ist relativ fett – es enthält allerdings das bekömmliche Olivenöl. Außerdem ist der Geschmack dieser leckeren Sauce so intensiv, dass ich nur eine kleine Menge brauche, die ich gründlich unter die Nudeln mische.

Für 1 Person

125 g Penne
Salz
4 Möhren
1 Tasse Gemüsebrühe
1 Bund Basilikum
1–2 Knoblauchzehen
1 EL geriebener Parmesan
Pfeffer
1 EL Kürbiskerne
1/2 TL Oliven- oder Kürbiskernöl

❶ Die Nudeln in Salzwasser nach Packungsanweisung kochen und abgießen.

❷ Die Möhren schälen und in feine Scheiben schneiden. In der Brühe etwa 5 bis 7 Minuten nicht zu weich kochen.

❸ Basilikum waschen, trocknen und die Blätter abzupfen. Zusammen mit Knoblauch, Parmesan, Pfeffer, Kürbiskernen und Öl in ein hohes Rührgefäß füllen.

❹ Die Kochbrühe von den Möhren in das Rührgefäß abgießen und alles pürieren. Das Pesto mit den Möhren und Nudeln vermischen und servieren.

Bandnudeln in Estragon-Tomatensauce

Bei diesem Rezept wird die Zucchini im ganzen mitgekocht. So bewahrt sie ihren Geschmack – und Sie sparen Fett.

Für 1 Person

125 g Bandnudeln
1 kleiner Zucchino
1 Zwiebel
1–2 Knoblauchzehen
1/2 kleine Dose Tomaten
1 Tasse Gemüsebrühe
1 TL Tomatenmark
Pfeffer
1 Msp. Estragon
75 g Hackfleisch
1 TL Olivenöl

❶ Die Nudeln in Salzwasser nach Packungsanweisung kochen und abgießen. Die letzten fünf Minuten den ganzen Zucchino mitkochen.

❷ Zwiebeln und Knoblauch klein schneiden und mit den Tomaten, der Brühe, Tomatenmark, Pfeffer und Estragon bei großer Hitze offen einkochen lassen.

❸ Eine große Pfanne erhitzen, das Hackfleisch ohne Fett krümelig braten und die Tomatensauce dazugeben.

❹ Die Nudeln mit dem Öl mischen und mit der Sauce in einen tiefen Teller füllen. Den gekochten Zucchino im Ganzen oder klein geschnitten dazu anrichten.

Vollkorn-Nudeln mit grünem Spargel

Der kräftige Geschmack der Vollkorn-Nudeln harmoniert gut mit dem grünen Spargel und der Limette. An diesem Gericht kann man sich herrlich satt essen, ohne eine Spur von Völlegefühl zu bekommen.

Für 1 Person

250 g grüner Spargel
100 g Vollkorn-Nudeln
Salz
1 Bund Petersilie
abgeriebene Schale einer
* unbehandelten Limette*
Pfeffer
1–2 EL Limettensaft

❶ Waschen Sie den Spargel und scheiden Sie das holzige Ende ab. Den Rest schneiden Sie in Stücke.
❷ Kochen Sie die Nudeln in gesalzenem Wasser bissfest und lassen Sie den Spargel ca. 5 Minuten mitkochen. Währenddessen hacken Sie die Petersilie.
❸ Gießen Sie Nudeln und Spargel ab, dabei fangen Sie ca. 1/4 l Kochwasser auf.
❹ Geben Sie die Petersilie und die Limettenschale in dieses Kochwasser und mischen Sie es dann unter die Nudeln. Mit Salz, Pfeffer und Limettensaft abschmecken. Zum Schluss bestreuen Sie die Nudeln mit der gehackten Petersilie.

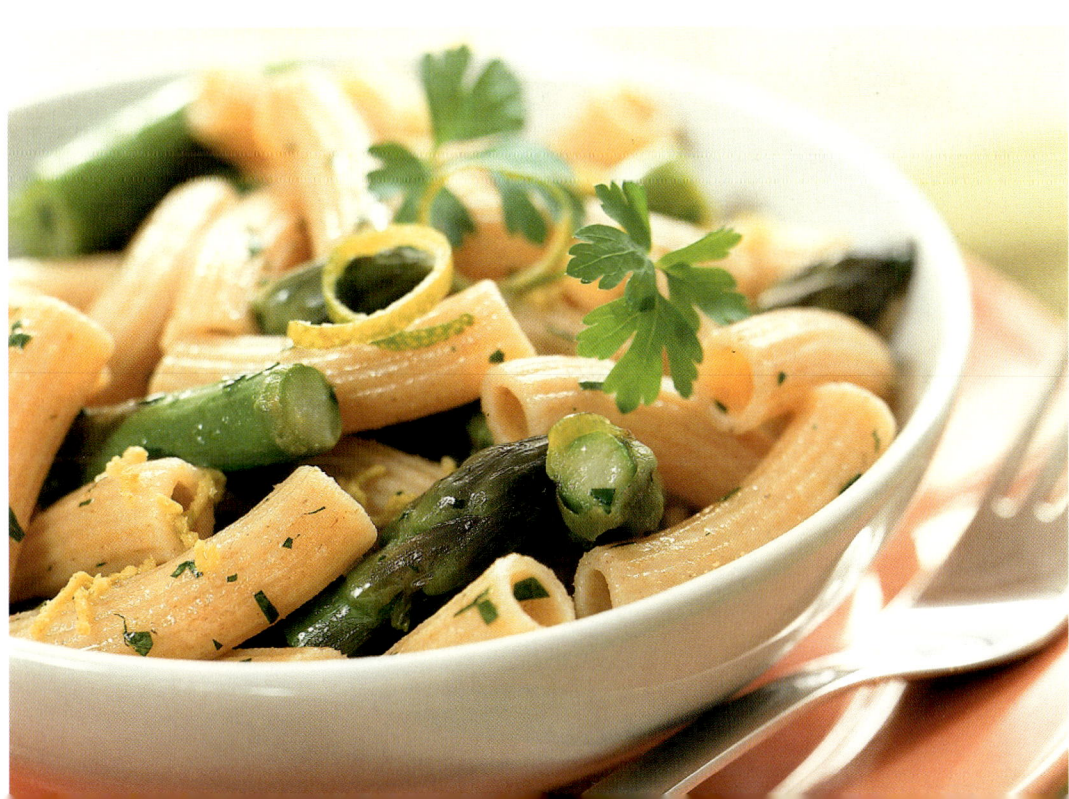

Bandnudeln mit Rotbarsch

Beim Kauf von Zucchini achte ich darauf, dass die Exemplare möglichst klein sind. Große Zucchini enthalten sehr viel mehr Wasser und haben entsprechend weniger Geschmack. Außerdem können sie leichter zerkochen.

Für 4 Personen

1 Bund Basilikum
1 Bund glatte Petersilie
2 Zweige Rosmarin
2 Knoblauchzehen
3 EL Olivenöl
Muskat
1 unbehandelte Zitrone
750 g Rotbarschfilet
Jodsalz
Pfeffer
400 g Möhren
400 g Zucchini
300 g schmale Bandnudeln (ohne Ei)

Außerdem:
Alufolie

❶ Den Ofen auf 200 °C vorheizen. Basilikum, Petersilie und Rosmarin waschen, die Blätter abzupfen. Den Knoblauch schälen, mit den Kräutern und dem Olivenöl pürieren und mit Muskat abschmecken.

❷ Die Zitrone heiß waschen, abtrocknen und in Scheiben schneiden. Den Rotbarsch salzen und pfeffern. Die Alufolie dünn mit etwas Kräutersauce einpinseln, den Fisch darauf legen, mit Salz und Pfeffer würzen, mit Zitronenscheiben belegen und die restliche Kräutersauce darüber geben. Alufolie verschließen und den Fisch im vorgeheizten Backofen (Umluft 180 °C) etwa 15 Minuten garen.

❸ Die Möhren schälen, die Zucchini waschen und das Gemüse mit einem Sparschäler in sehr schmale lange Streifen schneiden.

❹ Die Bandnudeln im Salzwasser gar kochen, etwa 3 Minuten vor Ende der Kochzeit die Zucchini- und Möhrenstreifen zugeben.

❺ Nudeln, Möhren und Zucchini abgießen und auf vier Tellern als Nester anrichten. Den Rotbarsch aus der Alufolie darauf legen und mit dem entstandenen Kräuterfond übergießen.

Tagliatelle mit Rosenkohl

Dieses Gericht bekommt seinen besonderen Reiz durch die Mischung von heißen Nudeln und Gemüse mit der kalten Jogurtsauce. Nach einem solchen leichten Mittagessen werden Sie mit Power wieder an die Arbeit gehen.

Für 2 Personen
250 g Rosenkohl
200 ml Brühe
250 g Tagliatelle
1/2 Bund Dill
50 g Magerjogurt
50 g saure Sahne
Salz
Pfeffer

❶ Waschen, putzen und vierteln Sie den Rosenkohl. Garen Sie ihn in einem Dämpfeinsatz über der kochenden Gemüsebrühe etwa 15 Minuten lang.
❷ Bringen Sie reichlich Salzwasser zum Kochen und garen Sie darin die Nudeln.
❸ Waschen und hacken Sie den Dill. Verrühren Sie den Jogurt mit der sauren Sahne. Mischen Sie den Dill darunter und schmecken Sie die Sauce mit Salz und Pfeffer ab.
❹ Vermischen Sie die abgetropfen Nudeln mit dem Rosenkohl und der Sauce.

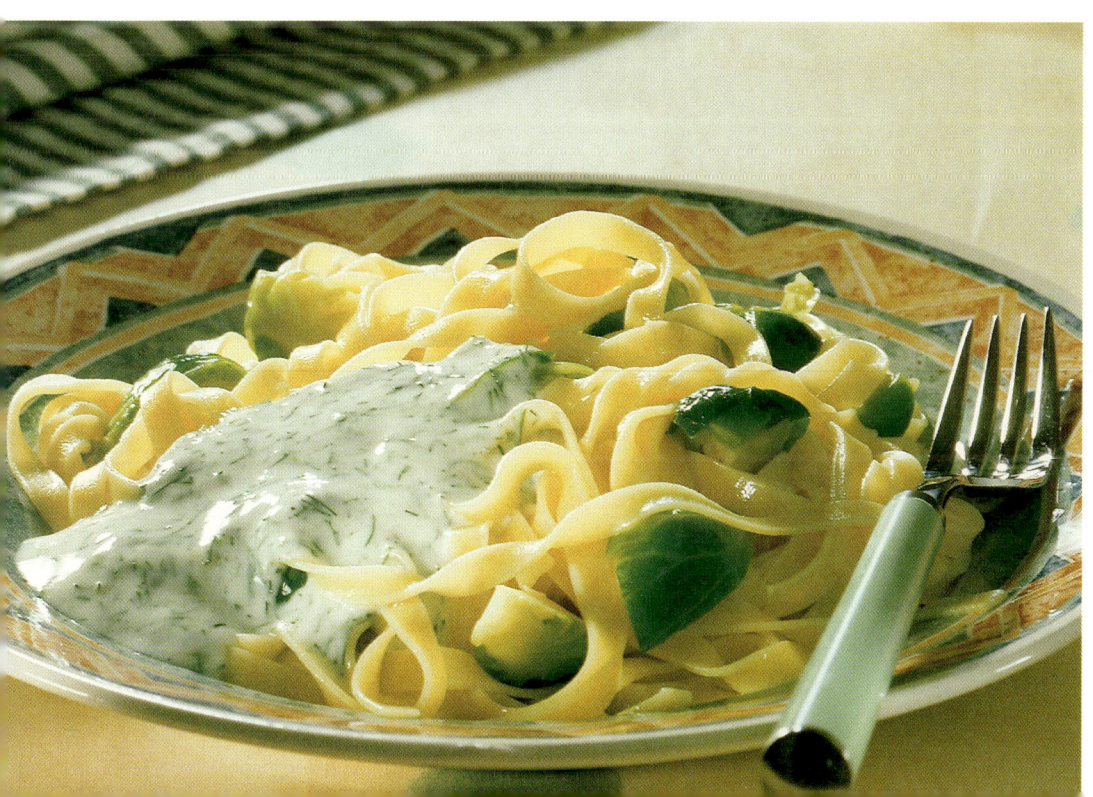

Hummerkrabben auf Gurkenscheiben

Wann immer ich mich am Meer befinde, schwelge ich in den frischen Fischen und Meeresfrüchten. Dank der Tiefkühltechnik können Sie das folgende Rezept aber auch zu Hause jederzeit nachkochen.

Für 2 Personen
4 große Hummerkrabben, roh
1/8 l Gemüsebrühe
1 TL Zitronensaft
1 EL Weißwein

Für die Dillmarinade:
1/8 l Gemüsebrühe
1/2 TL Senf, mittelscharf
1 EL Zitronensaft
etwas Kräutersalz
1 EL Schalottenringe
1 EL Dill, fein gehackt
1 EL Walnussöl
1 EL Distelöl

Außerdem:
4 Gurkenscheiben, 1/2 cm dick, schräg
  geschnitten
etwas gehackter Dill

❶ Kochen Sie die Hummerkrabben in der Gemüsebrühe, dem Zitronensaft und dem Weißwein in einem Topf kurz auf, bis sie an die Oberfläche kommen. Schälen Sie dann die Hummerkrabben, schneiden Sie sie am Rücken entlang ein und entfernen Sie den dunklen Darm mit der Messerspitze.

❷ Für die Dillmarinade verrühren Sie die Gemüsebrühe mit Senf, Zitronensaft, Kräutersalz, Schalottenringen und dem Dill. Geben Sie das Walnuss- und Distelöl dazu.

❸ Legen Sie die Gurkenscheiben auf zwei Teller und beträufeln Sie die Gurken mit der Dillmarinade. Die Hummerkrabben daraufsetzen und alles mit gehacktem Dill garnieren.

Dorade mediterraner Art

Meine Familie und ich haben ein Häuschen in Südspanien, wo wir die Ferien verbringen. Dort kochen wir wie die Einheimischen. Auf dem Markt kaufe ich einen frischen Fisch, zum Beispiel eine Goldbrasse (Dorade). Die wird einfach ein wenig gewürzt und gegrillt oder gebraten. Dazu gibt es nur frisches Gemüse – ein wunderbares Gericht.

Für 2 Personen
1 Dorade (ca. 600–800 g)
2 mittelgroße Tomaten
1 kleine Fenchelknolle
1 kleine Zucchini
1 rote Paprikaschote
1 Schalotte
2 Knoblauchzehen
schwarzer Pfeffer
60 ml Olivenöl
60 ml Fischfond
1 Zweig Thymian
ein paar Basilikumblättchen
Meersalz

❶ Lassen Sie die Dorade bereits vom Fischhändler schuppen und ausnehmen. Er soll auch die Bauchgräten herausschneiden. Heizen Sie den Backofen auf 180 °C vor.

❷ Putzen und waschen Sie das Gemüse und schneiden Sie es klein. Die Schalotte und eine der beiden Knoblauchzehen schälen und hacken. Die zweite Knoblauchzehe schälen Sie ebenfalls und schneiden sie in dünne Scheiben.

❸ Würzen Sie die Dorade innen und außen mit Pfeffer. Legen Sie die Knoblauchscheiben und etwas Fenchelgrün in den Bauch hinein. Bestreichen Sie den Fisch jeweils auf den Hautseiten mit etwas Olivenöl. Erhitzen Sie die Hälfte des restlichen Olivenöls in einer großen feuerfesten Pfanne oder im Bräter.

❹ Sobald das Öl anfängt zu rauchen, legen Sie die Dorade hinein und braten sie auf beiden Seiten ca. 2 Minuten knusprig. Anschließend schieben Sie die Pfanne mit dem Fisch in den Backofen. Dort wird der Fisch 10 Minuten gegart.

❺ In der Zwischenzeit braten Sie in einer Pfanne das Gemüse mit dem restlichen Olivenöl so an, dass es noch knackig bleibt. Löschen Sie das Gemüse dann mit dem Fischfond ab, legen Sie den Thymianzweig darauf und lassen Sie das Ganze 5 Minuten köcheln. Schmecken Sie es mit Salz und Pfeffer ab.

❻ Richten Sie auf großen Tellern das fertige Gemüse an und garnieren Sie es mit den Basilikumblättern. Darauf legen Sie den Fisch, den Sie zum Schluss mit Pfeffer und Meersalz bestreuen.

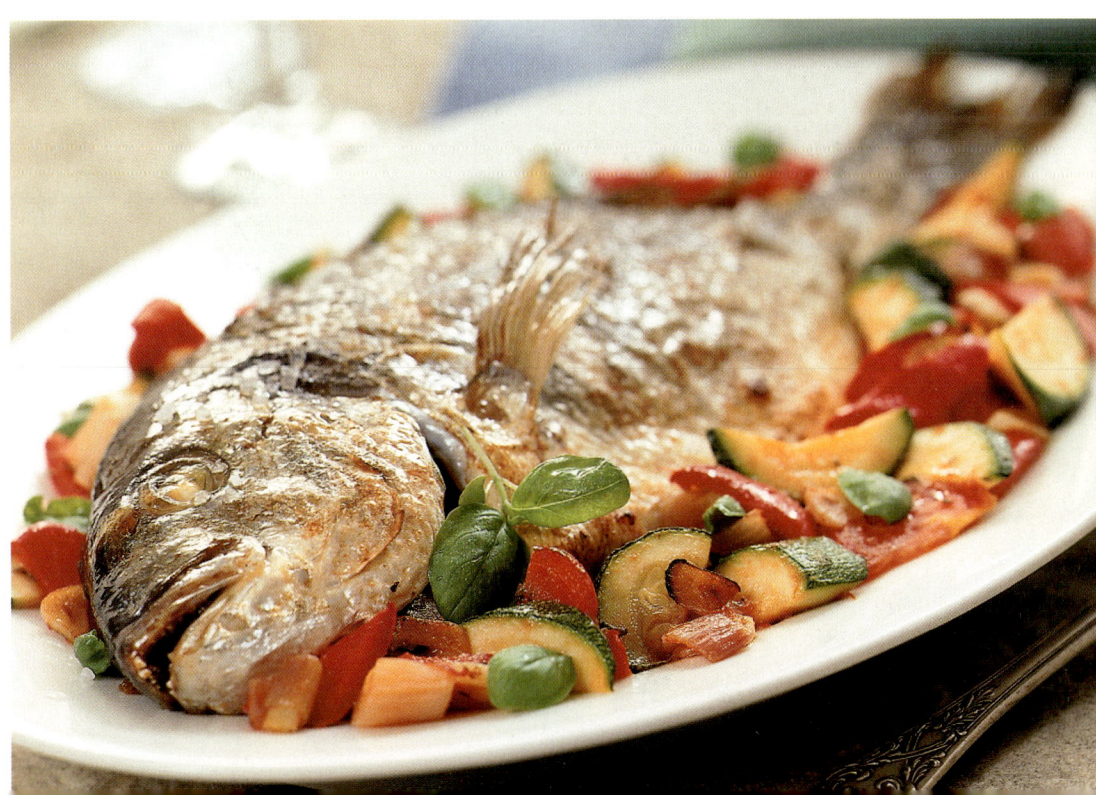

Feines Seelachs-Curry

Für dieses Fischcurry verwende ich mildes Currypulver. Ein Hauch von Schärfe genügt für den exotischen Geschmack.

Für 4 Personen
300 g Seelachsfilet
Zitronensaft
1 Zwiebel
1 TL Butter
1 TL Curry
1 TL Mehl
150 ml Gemüsebrühe
150 ml fettarme Milch
Pfeffer
Salz

1 Den Fisch abwaschen, trockentupfen und mit Zitronensaft beträufeln. In den Kühlschrank stellen.
2 Die Zwiebel schälen und in feine Würfel schneiden. Die Butter erhitzen und die Zwiebel darin glasig dünsten. Mit Curry bestäuben und kurz weiter dünsten. Das Mehl unterrühren und aufschäumen lassen. Die Gemüsebrühe und die Milch einrühren und aufkochen.
3 Den Fisch in mundgerechte Stücke schneiden, pfeffern und leicht salzen. Die Fischstücke vorsichtig in die nicht mehr kochende Sauce einrühren und etwa fünf Minuten mitgaren lassen.

Chinapfanne mit Garnelen

Dieses Gericht lässt sich besonders fettarm im Wok zubereiten. Der Basmatireis gehört übrigens zu den Nahrungsmitteln mit besonders niedrigem GLYX. Wenn Sie Basmati-Naturreis verwenden, kommen Sie außerdem in den Genuss von reichlich Ballaststoffen und Vitaminen.

Für 2 Personen
125 g Basmati-Naturreis
Salz
150 g Garnelen
1 Stange Porree
1 rote Paprikaschote
250 g Austernpilze
100 g Mungbohnensprossen
1 EL Pflanzenöl
3 EL Sojasauce
1/2 Tasse Orangensaft
Pfeffer

1 Lassen Sie den Reis nach Packungsanweisung in Salzwasser garen.
2 Spülen Sie die Garnelen ab und tupfen Sie sie trocken. Das Gemüse wird gewaschen, geputzt und mit den Austernpilzen in sehr feine Streifen geschnitten. Nun waschen Sie die Sprossen und lassen Sie sie gut abtropfen.
3 Erhitzen Sie das Öl in einer großen Pfanne oder im Wok. Die Garnelen werden darin 2 Minuten lang gebraten. Nehmen Sie die Garnelen dann mit einer Schaumkelle aus der Pfanne, las-

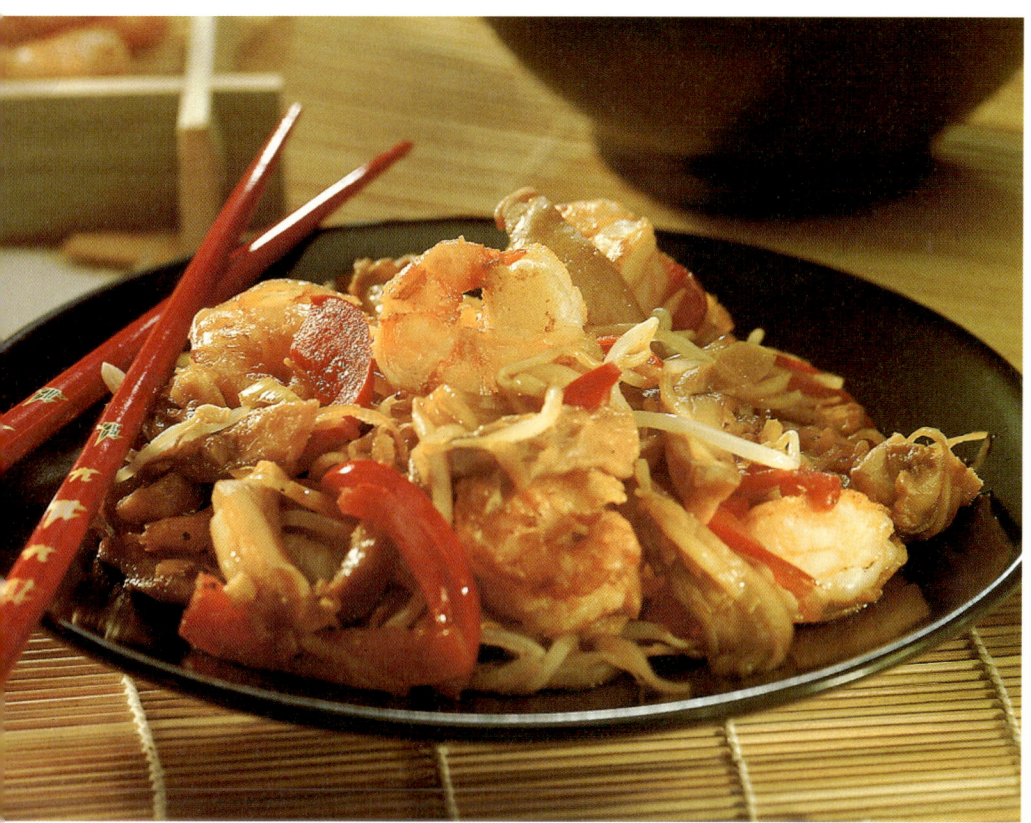

sen Sie das Öl kurz abtropfen und stellen Sie die Garnelen beiseite.

④ Braten Sie im gleichen Fett unter
ständigem Rühren etwa 5 Minuten
lang das klein geschnittene Gemüse.
Dann geben Sie Garnelen, Sojasauce
und Orangensaft dazu.

⑤ Zum Schluss schmecken Sie das
Ganze mit Salz und Pfeffer ab und
lassen es einmal kurz aufkochen.
Servieren Sie das Gericht mit dem
Basmatireis.

Schollenfilet-Röllchen auf Spinat

Dieses Rezept ist optimal für die leichte Sommerküche. Wenn der Hunger sehr groß ist, können Sie eine Portion Naturreis dazu servieren.

Für 1 Person
300 g Spinat
1 kleine Zwiebel
3 EL Olivenöl
Salz
3 TL Paprikamark
4 TL Magerquark
200–250 g Schollenfilet
frisch gemahlener Pfeffer

❶ Putzen und waschen Sie den Spinat. Schälen Sie die Zwiebel und schneiden Sie sie in kleine Würfel.
❷ Erhitzen Sie das Olivenöl in einem großen Topf. Geben Sie die nassen Spinatblätter mit einer Prise Salz und den Zwiebeln in das Öl. Lassen Sie den Spinat im geschlossenen Topf bei mittlerer Hitze ca. 5 Minuten dünsten.
❷ Inzwischen mischen Sie das Paprikamark mit dem Quark. Die Schollenfilets werden auf beiden Seiten gesalzen, gepfeffert und mit der Paprika-Quark-Mischung bestrichen. Dann rollen Sie die Filets auf.
❸ Den weichen Spinat nehmen Sie aus dem Topf heraus und stellen ihn warm. Nun geben Sie die Fischröllchen in den Topf und lassen sie bei mittlerer Hitze ca. 6 Minuten garen. Auf dem Spinat anrichten.

Tunfisch mit Tomaten

Tunfisch ist einer der fetteren Fische und sehr sättigend. Da Fischfette zu den »guten« Fetten gehören, können Sie dieses Gericht bedenkenlos genießen. Als Beilage passt auch ein frischer Salat mit einer leichten Vinaigrette (Rezept siehe Seite 108).

Für 1 Person
1 Fleischtomate (ca. 300 g)
Salz
Pfeffer
Petersilie
Basilikum
1 EL Kapern
50 g geriebener Parmesan
100 ml Brühe
1 Tunfischsteak (180 g)
1 TL Olivenöl

❶ Den Backofen auf 200 °C vorheizen.
❷ Halbieren Sie die Tomate, schneiden Sie den Strunk heraus und legen Sie die Tomate mit der Schnittfläche nach oben in eine feuerfeste Form. Würzen Sie die Tomaten mit Salz, Pfeffer, Petersilie und Basilikum und verteilen Sie die Kapern und den Käse darauf.
❸ Gießen Sie die Brühe dazu und lassen Sie alles im Ofen ca. 10 Minuten schmoren, bis der Parmesan eine goldgelbe Farbe hat.
❹ Inzwischen erhitzen Sie in einer Pfanne das Olivenöl und braten den Tunfisch darin auf beiden Seiten ca. 4 Minuten an. Würzen Sie den Fisch mit Salz und frischem Pfeffer.

Zanderfilet en papillotte

Dieses Rezept ist ein wenig aufwendig in der Zubereitung, aber es lohnt sich – die Fischpäckchen sind der pure Genuss! Wenn Sie mögen, servieren Sie Naturreis dazu.

Für 1 Person

1 unbehandelte Zitrone
1 Zanderfilet (ca. 200 g)
1 Bund Dill, gehackt
1 Schalotte
2 EL Weißwein
1/8 l Gemüsebrühe
2 EL fettarme Milch
2 EL Saucenbinder (Biobin aus dem Reformhaus)
Salz
Pfeffer

❶ Heizen Sie den Backofen auf 200 °C vor. Schneiden Sie die Zitrone in dünne Scheiben.

❷ Legen Sie eine doppelte Lage Pergamentpapier (oder Alufolie) zurecht und geben Sie den Fisch darauf. Streuen Sie etwas Dill über den Fisch und belegen Sie ihn mit den Zitronenscheiben. Dann verschließen Sie das Päckchen, legen es auf ein Blech und garen es im Ofen ca. 15 Minuten.

❸ Inzwischen schälen und würfeln Sie die Schalotte. Erhitzen Sie den Wein in einem Topf und dünsten Sie darin die Schalottenwürfel glasig. Dann gießen Sie die Brühe und die Milch dazu. Lassen Sie das Ganze kurz aufkochen und binden Sie es mit dem Soßenbinder.

❹ Schmecken Sie die Sauce mit Salz und Pfeffer ab und geben Sie den restlichen Dill dazu.

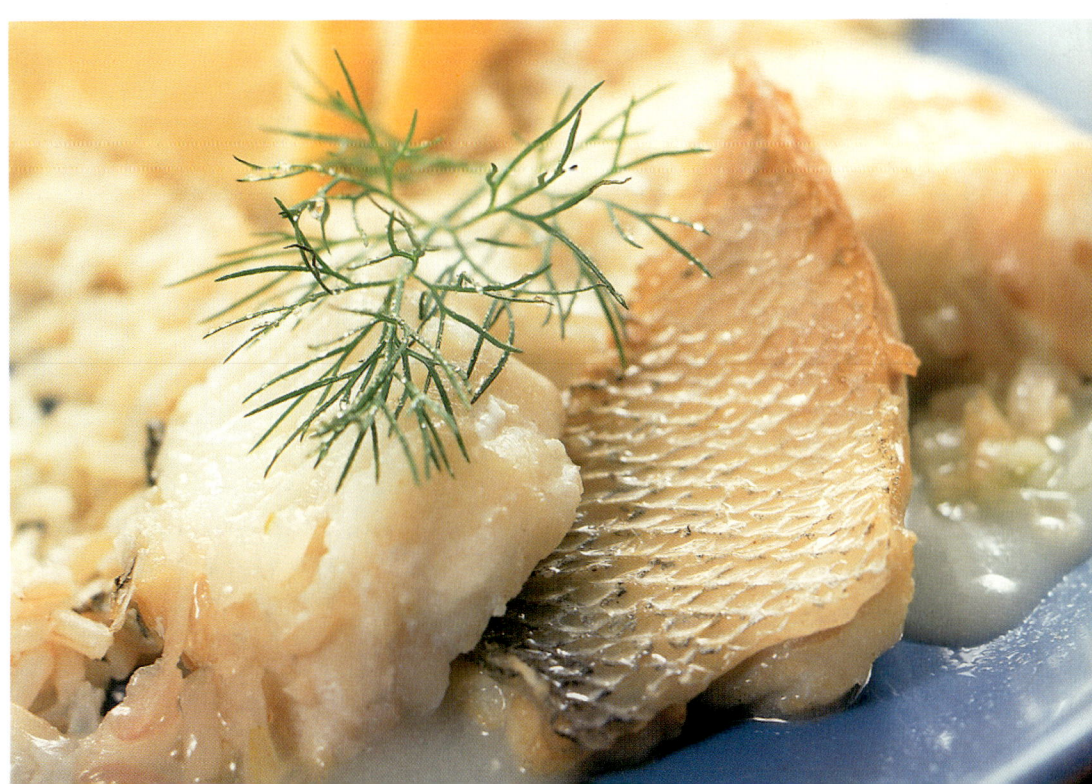

Fisch-Fenchel-Pfanne

Wenn's mal besonders schnell gehen soll, ist ein Pfannengericht eine gute Lösung. Der Anis-Geschmack des Fenchels gibt diesem Rezept sein ganz besonderes Aroma.

Für 1 Person
1 Fenchelknolle
200 g Rotbarschfilet
1 EL Olivenöl
100 ml Gemüsebrühe
1 TL Magerjogurt
Salz
Pfeffer
1 Bund Dill

❶ Den Fenchel putzen, waschen und klein schneiden.
❷ Würfeln Sie dann den Fisch und braten Sie ihn im heißen Olivenöl an. Fügen Sie den Fenchel und die Gemüsebrühe hinzu und lassen Sie alles ca. 10 Minuten garen.
❷ Geben Sie den Magerjogurt dazu und schmecken Sie das Ganze mit Salz und Pfeffer ab. Zum Schluss streuen Sie gehackten Dill darüber.

Fischcurry

Essen Sie gerne scharf? Dann ist dieses Curry genau das Richtige. Statt der aufgeführten Gewürze können Sie auch gelbe Currypaste aus dem Asienladen verwenden. Dosieren Sie aber vorsichtig – die Paste ist höllisch scharf! Ein halber Teelöffel genügt.

Für 1 Person
50 g Naturreis
1 Frühlingszwiebel
1 Knoblauchzehe
1 Möhre
2 TL Olivenöl
1/2 TL Kurkuma
1/2 TL Kreuzkümmel
1 Prise Ingwerpulver
1/4 TL gem. Koriander
50 ml Magermilch
200 g Fischfilet
1 Prise Salz
Pfeffer
10 g Mandelblättchen

❶ Kochen Sie den Reis gar, lassen Sie ihn abtropfen und stellen Sie ihn warm.
❷ Während der Reis kocht, putzen und waschen Sie die Frühlingszwiebel, den Knoblauch und die Möhre. Schneiden Sie alles klein.
❸ Erhitzen Sie das Olivenöl und rösten Sie darin zunächst die Gewürze kurz an. Dann geben Sie das Gemüse dazu und dünsten alles etwa 5 Minuten. Rühren Sie die Milch unter, legen Sie den Fisch auf das Gemüse und lassen Sie alles bei geringer Hitze schmoren, bis der Fisch gar ist. Dann zerteilen Sie den Fisch in Stücke und mischen Sie diese unter das Gemüse. Schmecken Sie das Curry mit Salz und Pfeffer ab.
❹ Rösten Sie die Mandelblättchen in einer beschichteten Pfanne leicht an. Geben Sie den Reis und das Curry auf einen Teller und streuen Sie die Mandelblättchen darüber.

Herzhafter Eintopf

Dieser Eintopf ist ein gutes Beispiel dafür, dass es in der leichten Küche durchaus deftige Gerichte gibt. Man kann ihn gut vorkochen und bei Bedarf die erforderliche Menge aufwärmen.

Für 4 Personen

1 kg Putenfleisch
1 Gemüsezwiebel
1 Blumenkohl
250 g Lauch
250 g Möhren
250 g Chinakohl
250 g Champignons
3 EL Öl
Pfeffer aus der Mühle
2 Liter Hühnerbrühe

❶ Das Fleisch kalt abspülen, trockentupfen, in mundgerechte Würfel schneiden. Die Zwiebel und das Gemüse waschen, bzw. schälen und putzen. Alles in mundgerechte Stücke schneiden.

❷ In einem großen Topf 1 1/2 EL Öl erhitzen, darin das Fleisch rundum anbraten. Herausnehmen und auf die Seite stellen.

❸ Den Rest Öl in den Topf geben, und die Zwiebeln bei mittlerer Hitze glasig dünsten. Das übrige Gemüse hinzufügen, unter Rühren kurz anbraten, pfeffern.

❹ Die Brühe und das Fleisch zum Gemüse geben, und den Eintopf ca. eine Stunde mit geschlossenem Deckel köcheln lassen, bis das Fleisch gar ist. Noch mal abschmecken und servieren.

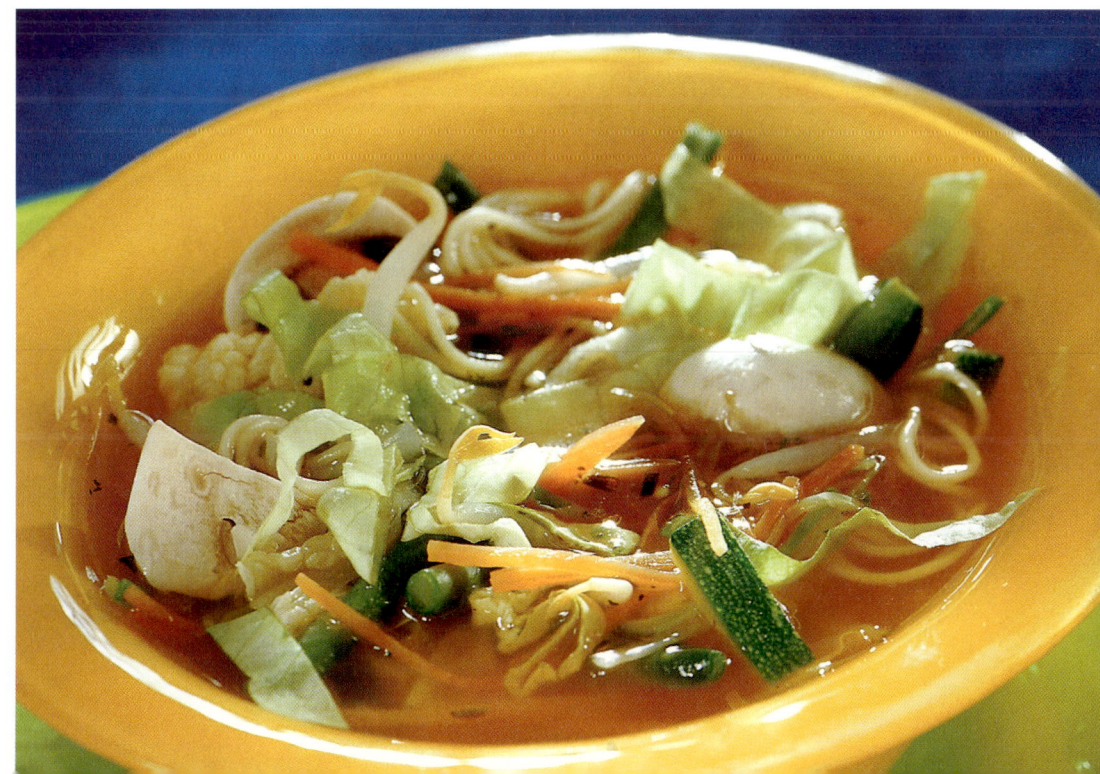

3

Zitronenhuhn mit Zucchini-Pappardelle

Pappardelle sind eigentlich breite Bandnudeln. Bei diesem Rezept werden die Zucchini in hauchdünne Scheiben geschnitten. Sie können das Gericht pur genießen oder zusätzlich Naturreis als Beilage servieren.

Für 2 Personen

2 Hähnchenbrustfilets
1 TL Meersalz
1 1/4 TL schwarzer Pfeffer
2 mittelgroße Zwiebeln
2 Knoblauchzehen
2 EL Olivenöl
1 Zweig frischer Thymian
60 ml Geflügelfond
2 Zitronen

Für die Zucchini-Pappardelle:

2 mittlere Zucchini
1 große Tomate
2 EL Olivenöl
1 EL Weißwein
1 EL gehackten Knoblauch
1/2 TL Meersalz
6–8 Blätter Basilikum, in feine Streifen
  geschnitten
frisch gemahlener schwarzer Pfeffer
40 ml Tomatensauce
30 g frisch geriebener Parmesan

❶ Würzen Sie die Hähnchenbrustfilets bereits 1 Stunde vor dem Kochen auf beiden Seiten mit Salz und Pfeffer. Schälen Sie die Zwiebeln und den Knoblauch und schneiden Sie beides in hauchdünne Scheiben.

❷ Heizen Sie den Ofen auf 220 °C vor. Erhitzen Sie 1 EL Olivenöl in einer feuerfesten Pfanne und braten Sie darin die Hähnchenbrustfilets auf beiden Seiten goldbraun an. Nehmen Sie das Fleisch heraus und stellen Sie es zur Seite.

❸ Gießen Sie das übriggebliebene Fett ab und geben Sie das restliche Olivenöl in die Pfanne. Fügen Sie die Zwiebel- und Knoblauchscheiben dazu. Dünsten Sie alles auf mittlerer Hitze unter Rühren so lange, bis Knoblauch und Zwiebeln weich und leicht gebräunt sind.

❹ Nehmen Sie die Pfanne vom Herd und legen Sie den Thymianzweig auf die Zwiebeln. Dann platzieren Sie darauf die Filets und gießen ca. 40 ml Geflügelfond dazu. Schneiden Sie aus einer Zitrone zwei Scheiben, entfernen Sie die Kerne und legen Sie je eine Scheibe auf die Filets. Die restlichen Zitronen pressen Sie aus und gießen den Saft über die Filets.

❺ Stellen Sie nun die Pfanne wieder auf die heiße Herdplatte, bis die Flüssigkeit zu köcheln beginnt. Anschließend kommt die Pfanne für ca. 15 bis 20 Minuten in den vorgeheizten Ofen. Übergießen Sie das Huhn in dieser Zeit nach und nach mit dem restlichen Geflügelfond.

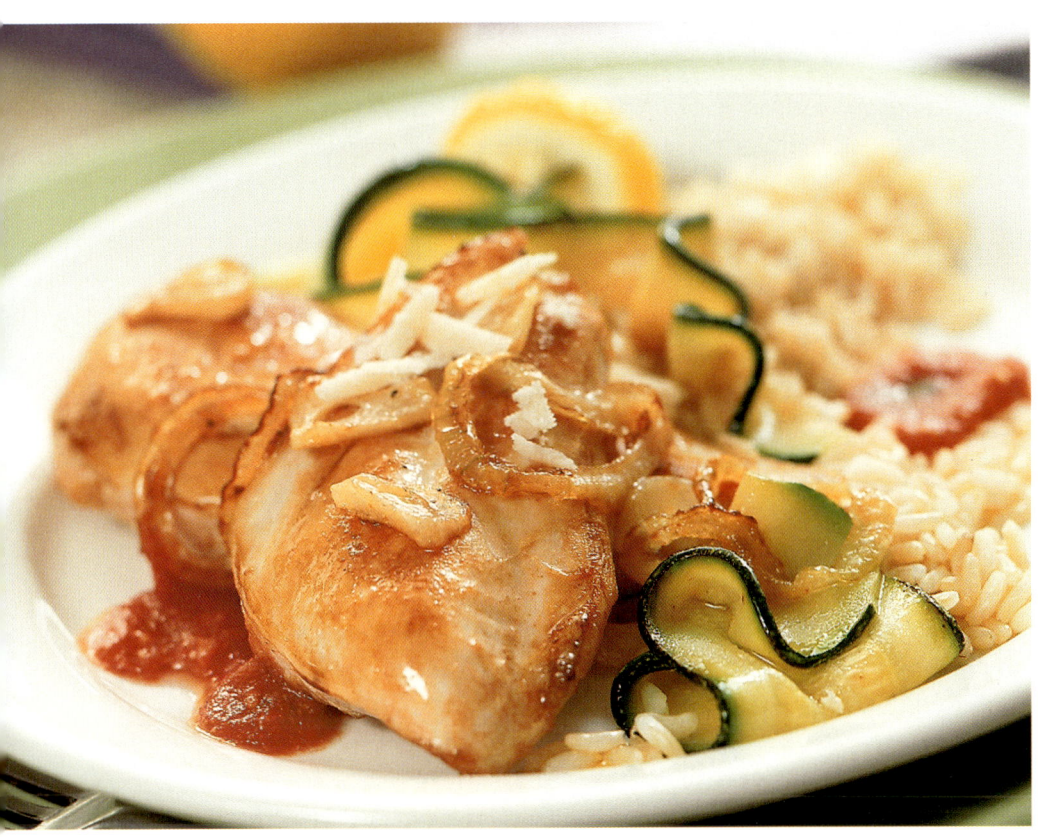

➏ Für die Pappardelle schneiden Sie die Zucchini längs in 1 mm dünne Scheiben. Das geht am besten mit einem Käsehobel. Schälen und entkernen Sie die Tomate und schneiden Sie sie in kleine Stücke.

➐ Erhitzen Sie das Olivenöl in einer Pfanne und geben Sie die Zucchinistreifen hinein. Dünsten Sie das Gemüse ca. 3 bis 5 Minuten, bis die Streifen fast glasig sind. Dann geben Sie Weißwein, Knoblauch, Salz, Pfeffer, Basilikum und Tomaten hinzu.

➑ Zum Schluss fügen Sie die Tomatensauce und die Hälfte des Parmesans dazu und lassen alles kurz aufkochen. Vom Herd nehmen und die Pappardelle mit den Filets anrichten.

➒ Kurz vor dem Servieren die Pappardelle mit dem restlichen Parmesan bestreuen.

Putenragout

Die für Ragouts typische üppige Konsistenz erhalten Sie hier ganz ohne Sahne. Der Jogurt und das pürierte Gemüse sind ein vollwertiger Ersatz für das Fett. Als Beilage schmecken Nudeln oder Vollkornspätzle sehr lecker.

Für 1 Person
1 große Zwiebel
2 EL Olivenöl
1 rote Paprikaschote
1 kleine Dose Tomaten
Salz
Pfeffer
1 Prise Cayennepfeffer
1 EL Paprika edelsüß
1 Magerjogurt
200 g Putenfilet

❶ Die Zwiebel schälen, fein hacken und in 1 EL Olivenöl andünsten. Die Paprika waschen, putzen, in Streifen schneiden und zusammen mit den Tomaten zu den Zwiebeln geben. Kochen Sie das Ganze bei schwacher Hitze, bis ein Püree entsteht.
❷ Das Püree mit Salz, Pfeffer, Cayennepfeffer und Paprika würzen. Den Jogurt darunter rühren und bei geringer Hitze etwas durchziehen lassen.
❸ Schneiden Sie das Putenfilet in Streifen und braten Sie es in einer weiteren Pfanne bei starker Hitze in dem restlichen Olivenöl an. Danach lassen Sie es bei schwacher Hitze ca. 5 Minuten schmoren. Zum Schluss geben Sie das Gemüsepüree dazu.

Hähnchenbrustfilet mit Pilzen

Servieren Sie zu diesem Gericht Vollkornnudeln oder Bandnudeln aus Hartweizengrieß. So erhalten Sie ein schnelles und leckeres Abendessen.

Für 1 Person
200 g Hähnchenbrustfilet
1 EL Zitronensaft
Salz
Pfeffer
50 g Frühlingszwiebeln
200 g Champignons
1 EL Olivenöl
80 ml Gemüsebrühe

❶ Würzen Sie die Hähnchenbrust mit Zitronensaft, Salz und Pfeffer.
❷ Die Frühlingszwiebeln putzen, waschen und kleinschneiden. Die Champignons putzen, waschen und evtl. halbieren.
❸ Dann braten Sie das Fleisch in Olivenöl auf jeder Seite ca. 2 Minuten an. Die Zwiebeln und Pilze dazugeben, kurz anschwitzen und die Gemüsebrühe dazugießen. Lassen Sie alles ca. 5 Minuten garen.

Hühnergeschnetzeltes asiatische Art

Dieses Geschnetzelte können Sie auch mit Rindfleisch oder Pute statt mit Huhn zubereiten, dazu passt Basmatireis.

Für 1 Person

1 kleine Stange Lauch
1 kleine rote Paprikaschote
150 g Hühnerbrust
1 Knoblauchzehe
1 kleines Stück Ingwer
1–2 EL Sojasauce
1 EL Zitronensaft
1 1/2 TL Olivenöl
1 TL scharfes Chiligewürz oder
  Sambal oelek
Gemüsebrühe

1 Putzen und schneiden Sie den Lauch, den Paprika und das Fleisch in feine Streifen.
2 Ziehen Sie den Knoblauch ab, schälen Sie den Ingwer und hacken Sie beides klein.
3 Dann verrühren Sie Knoblauch und Ingwer mit Sojasauce, Zitronensaft, 1/2 TL Olivenöl, Chiligewürz und 1 EL Gemüsebrühe in einer Schale.
4 Erhitzen Sie das restliche Olivenöl in einer Pfanne und geben Sie das Fleisch hinein. Braten Sie es bei großer Hitze unter ständigem Rühren 1 Minute an. Nehmen Sie das Fleisch heraus und legen es in die Marinade.
5 Anschließend braten Sie das Gemüse unter Rühren kurz in der Pfanne an. Fügen Sie etwas Gemüsebrühe hinzu, und lassen Sie das Ganze abgedeckt 4 Minuten garen.
6 Nehmen Sie das Fleisch aus der Marinade und mischen Sie es unter das Gemüse. Lassen Sie das Ganze noch einmal 2 Minuten durchziehen, dann sofort servieren.

Gebratene Tauben mit Thymiansauce

Sie haben noch nie Tauben gegessen? Dann probieren Sie doch einmal dieses Rezept aus. Ich finde die Geschmackskombination von Wildtaube und Thymian äußerst apart. Als Beilage genügt ein Salat (siehe Seite 108).

Für 4 Personen

4 Wildtauben (à ca. 400 g)
Salz
Pfeffer
1 Möhre
2 Stangen Staudensellerie
1 Zwiebel
1 Tomate
3 EL Olivenöl
4 Zweige Thymian
1/2 l Hühnerbrühe
1 TL gehackte Thymianblättchen

1 Den Ofen auf 180 °C vorheizen.
2 Die Tauben unter fließendem Wasser innen und außen waschen, mit Küchenkrepp trocken tupfen, salzen und pfeffern.
3 Möhre, Sellerie, Zwiebel und Tomate putzen, waschen und fein würfeln.
4 Erhitzen Sie in einem feuerfesten Topf das Olivenöl. Stecken Sie je einen Zweig Thymian in die Tauben und braten Sie sie rundherum im heißen Olivenöl kräftig an. Geben Sie das vorbereitete Gemüse dazu und rösten Sie es kurz an. Dann schieben Sie den Topf in den Ofen und lassen die Tauben etwa 15 Minuten braten.

⑤ Danach nehmen Sie die Tauben heraus und stellen sie warm. Löschen Sie den Bratensatz mit der Brühe ab, fügen Sie den Thymian dazu und lassen Sie die Sauce bis auf die Hälfte einkochen. Zum Schluss streichen Sie das Ganze durch ein Sieb und würzen die Sauce mit Salz und Pfeffer. Richten Sie die Tauben mit der Thymiansauce an.

Putenspieß mit Chilisauce

Das Fleisch für den Putenspieß muss ca. 2 Stunden lang mariniert werden. Vergessen Sie nicht, diese Zeit einzuplanen. Teriyaki-Marinade und die Asia-Gewürzsoße bekommen Sie im Asienladen, ebenso den duftenden Basmati-Naturreis, der als Beilage gut zu diesem Gericht passt.

Für 1 Person
150 g Putenbrustfilet
1 Chilischote
2 EL Teriyaki-Marinade
1 EL Limettensaft
1 TL Sesamöl
1/2 Gemüsezwiebel
Salz
Pfeffer

Für die Sauce:
1 kleine Paprikaschote (ca. 100 g)
1/8 l Gemüsebrühe
1 EL Limettensaft
1 Bund Schnittlauch
10 ml Asia-Gewürzsauce

① Waschen Sie das Putenfleisch. Tupfen Sie es trocken und schneiden Sie es in große Würfel.
② Schlitzen Sie die Chilischote auf und entfernen Sie Stiel und Kerne. Dann schneiden Sie die Schote in möglichst kleine Stücke. Verrühren Sie die Chilistückchen mit der Teriyaki-Marinade, dem Limettensaft und dem Sesamöl und geben Sie das Putenfleisch hinein. Marinieren Sie es ca. 2 Stunden.
③ Inzwischen ziehen Sie die Gemüsezwiebel ab, lösen die einzelnen Schichten und schneiden sie in große Stücke. Sie sollen später auf den Spieß gesteckt werden. Einen kleinen Rest der Zwiebel hacken Sie fein.
④ Heizen Sie den Grill oder Backofen auf 250 °C vor. Stecken Sie das abgetropfte Putenfleisch abwechselnd mit den Zwiebelstücken auf einen Spieß und salzen und pfeffern Sie das Ganze leicht. Die Spieße werden unter mehrmaligem Wenden ca. 15 Minuten gegrillt bzw. auf ein Blech gelegt und im Backofen gebraten.
⑤ Für die Sauce die Paprikaschote putzen, waschen und fein würfeln. Dann erhitzen Sie die Brühe lassen darin die restlichen Zwiebeln mit dem Limettensaft und den Paprikawürfeln 10 Minuten köcheln. Währenddessen hacken Sie den Schnittlauch.
⑤ Rühren Sie zum Schluss die Asia-Gewürzsauce unter und schmecken Sie die Sauce ab. Zum Servieren geben Sie die Sauce über die Spieße und streuen Schnittlauch darüber.

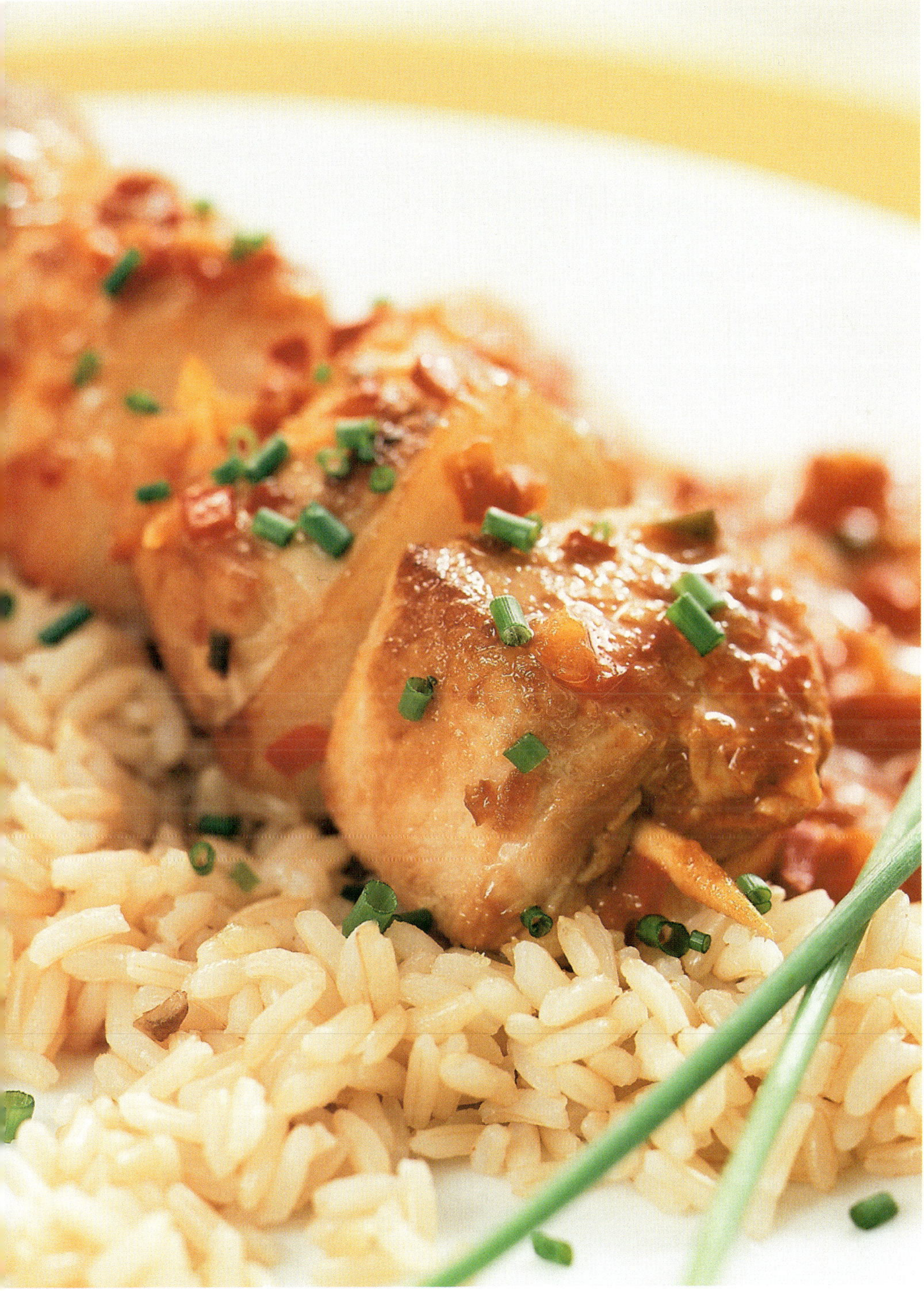

Putenpfanne mit Kapern

Die säuerlichen Kapern geben jedem Gericht eine unverwechselbare Note. Die eingelegten Blütenknospen sind nicht jedermanns Geschmack. Aber wer sie mag, der wird dieses Gericht lieben!

Für 2 Personen
120 g Vollkornnudeln
Salz
300 g Knollensellerie
1 Zwiebel
1 große Möhre
1 TL Mehl
1 große Tasse Gemüsebrühe
  (etwa 200 ml)
2 Putenschnitzel (à 150 g)
Pfeffer aus der Mühle
1 EL Olivenöl
2 EL Kapern
2 EL Kräuter

❶ Salzwasser zum Kochen bringen. Die Nudeln darin gar kochen – die Kochzeit finden Sie auf der Packung. Wenn die Nudeln gar sind, abgießen, abschrecken und abtropfen lassen.
❷ In der Zwischenzeit Sellerie, Zwiebel und Möhre schälen, alles grob raspeln.
❸ Einen Topf erhitzen, das Gemüse ohne Fett darin unter Rühren andünsten, mit Mehl bestäuben und kurz weiter dünsten. Die Brühe dazugießen und drei bis vier Minuten köcheln lassen.

❹ Die Putenschnitzel pfeffern und leicht salzen. Das Öl in einer Pfanne erhitzen und die Schnitzel darin braten.
❺ Kapern und Kräuter zusammen mit den Nudeln zum Gemüse geben. Das Fleisch darauf anrichten und servieren.

Salat mit Geflügelwurst

Der Wurstsalat ist schnell zubereitet und eignet sich gut für den Biergarten oder ein Picknick.

Für 1 Person
150 g Gewürzgurke
1 kleine Zwiebel
100 g Geflügelwurst
2 EL Petersilie
2 EL Essig
1 EL Öl
Pfeffer

❶ Die Gurke gut abwaschen und würfeln. Die Zwiebel schälen und in Ringe schneiden. Die Wurst in feine Streifen schneiden.
❷ Fein gehackte Petersilie mit Essig, Öl, Pfeffer und Salz zu einem Dressing verrühren.
❸ Zwiebelringe, Wurst und Gurke unterheben.

Steak mit Salbei-Tomaten

Aufgrund der ganzen Fleischskandale habe ich eine Weile kein Rindfleisch gegessen. Noch immer weiche ich häufig auf Geflügel oder Fisch aus. Aber wenn ich direkt vom Biobauernhof Fleisch kaufen kann, gönne ich mir ab und zu ein saftiges Steak. Dazu esse ich einen feinen Salat (siehe Seite 108).

Für 1 Person
50 g getrocknete Tomaten
50 ml Gemüsebrühe
1 kleine Gemüsezwiebel
1 Rindersteak (ca. 150 g)
Pfeffer
1 EL Olivenöl
Salbeiblätter
Salz

❶ Lassen Sie die Tomaten in der Brühe ca. 15 Minuten köcheln, dann gießen Sie die Brühe ab und fangen sie auf. Die Tomaten schneiden Sie klein.
❷ Die Zwiebel abziehen und würfeln. Dann waschen Sie das Steak, tupfen es trocken und pfeffern es. Braten Sie das Steak in heißem Olivenöl ca. 6 Minuten kräftig an. Dann geben Sie die Zwiebel, die Salbeiblätter und die Tomaten dazu und lassen alles ca. 3 Minuten schmoren.
❸ Nehmen Sie das Fleisch heraus und salzen es. Gießen Sie die Brühe zu den Tomaten und lassen Sie alles ca. 3 Minuten köcheln. Abschmecken und mit dem Fleisch anrichten.

Lammkotelett mit Minze

Das ideale Rezept für den puren Sommergenuss. Schon bei der Zubereitung fühle ich mich in den sonnigen Süden versetzt ... Dazu esse ich Salat (siehe Seite 108).

Für 1 Person
1 Lammkotelett
1 EL Olivenöl
einige Minze-Blätter
Kräuter der Provence
Salz
Pfeffer

❶ Bestreichen Sie das Kotelett mit Olivenöl und lassen Sie es 15 bis 20 Minuten stehen.
❷ Hacken Sie einen Teil der Minze-Blätter klein und mischen Sie sie mit den Kräutern der Provence. Wenden Sie dann das Kotelett in den Kräutern. Salzen und pfeffern Sie es.
❸ Grillen Sie das Kotelett im Ofen und garnieren Sie es vor dem Servieren mit den übrigen Minzeblättchen.

Schweinefilet in Folie

Das Filet ist eines der magersten Stücke vom Schwein. Hier gare ich es im Bratbeutel – also ohne Fett. Dadurch ist dieses Gericht besonders fettarm.

Für 5 Personen
1 kg Schweinefilet
2 TL Kümmel
2 TL Koriander
Pfeffer aus der Mühle
Salz
1–2 Bund Suppengrün
2 Zwiebeln
100 ml trockener Rotwein
1/4 l Brühe
1 Prise Zucker

Außerdem:
Bratbeutel

❶ Den Backofen auf 220 °C vorheizen. Vorher den Rost aus dem Ofen nehmen. Das Fleisch kalt abspülen und trockentupfen.
❷ Kümmel und Koriander in einer Pfanne ohne Fett anrösten, bis es duftet. Im Mörser zerstoßen und mit Pfeffer und Salz mischen.
❸ Das Suppengrün waschen, putzen und in Stücke schneiden. Die Zwiebeln schälen und achteln.
❹ Das Fleisch mit der Würzmischung einreiben, das Gemüse in einen Bratbeutel geben, das Fleisch darauf setzen und den Beutel verschließen. Das Ganze auf den kalten Rost legen, in den Ofen schieben und 1 1/2 Stunden garen.
❺ Anschließend das Fleisch herausnehmen. Den Bratenfond samt Gemüse in einen Topf geben und mit dem Stabmixer pürieren. Rotwein und Brühe dazugießen, etwas einkochen lassen und abschmecken.
❻ Die Filets aufschneiden und mit der Sauce servieren.

Schweinekotelett mit Salat

Statt Schwein verwende ich für dieses Rezept auch häufig Kalbfleisch. Wichtiger als die Fleischsorte ist es mir in diesem Fall, gute Qualität zu bekommen.

Für 1 Person
1 Schweinekotelett
Salz
Pfeffer
1 TL Zitronensaft
1 EL Sonnenblumenöl
2 Knoblauchzehen
1 Lorbeerblatt

Für den Salat:
1/2 Radicchio
30 g Brunnenkresse
das Gelbe von 1/4 Friseesalat
2 EL Weißweinessig
1 TL Dijonsenf
4–6 EL Olivenöl
Salz
weißer Pfeffer
Cayennepfeffer

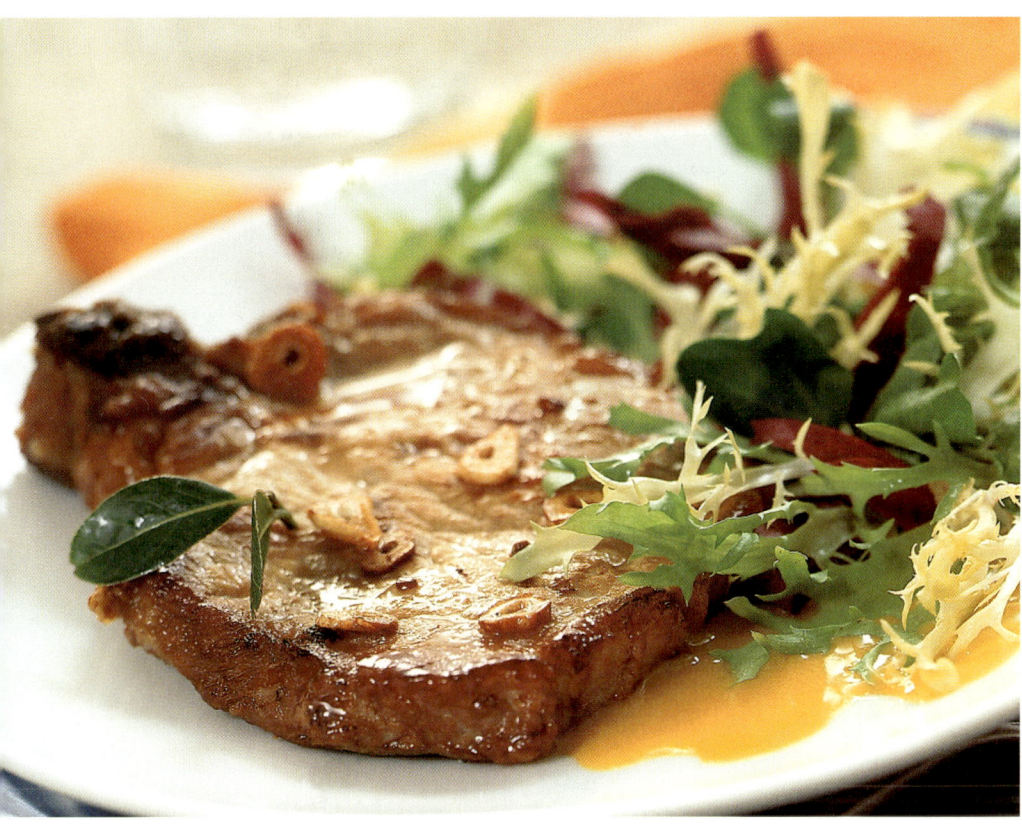

❶ Heizen Sie den Ofen auf 190 °C vor.

❷ Würzen Sie das Schweinekotelett auf beiden Seiten mit Salz, Pfeffer und etwas Zitronensaft. Erhitzen Sie in einer schweren Pfanne das Sonnenblumenöl und geben Sie die ganzen geschälten Knoblauchzehen und das Lorbeerblatt dazu.

❸ Braten Sie das Fleisch auf beiden Seiten in ca. 2 bis 3 Minuten kross an, und stellen Sie das Kotelett dann für ca. 15 Minuten zum Nachgaren in den Ofen. Nach der Hälfte der Zeit wenden Sie das Fleisch einmal.

❸ In der Zwischenzeit putzen, waschen und trocknen Sie den Salat. Für die Vinaigrette schlagen Sie den Weißweinessig, den Dijonsenf und das Olivenöl auf. Würzen Sie die Salatsauce mit Salz, Pfeffer und Cayennepfeffer.

❹ Nehmen Sie das Schweinekotelett aus dem Ofen und richten Sie das Fleisch neben dem Salat an. Träufeln Sie zum Schluss die Vinaigrette über den Salat.

Feldsalat mit Bündnerfleisch

Ich lege den Feldsalat kurz vor der Zubereitung immer in eiskaltes Wasser. Dann ist er besonders knackig.

Für 4 Personen
250 g Feldsalat
150 g kernlose Weintrauben
100 g Bündnerfleisch
3 TL Olivenöl
2 EL flüssige Brühe
2 EL Balsamessig
Salz
Pfeffer

❶ Den Feldsalat gründlich waschen und putzen. Die Weintrauben waschen, abtrocknen, von den Stängeln zupfen und halbieren. Das Bündnerfleisch kleinschneiden.
❷ Den Salat mit Trauben und Bündnerfleisch vermengen, Öl, Brühe und Balsamessig unterrühren und mit Salz und Pfeffer abschmecken.

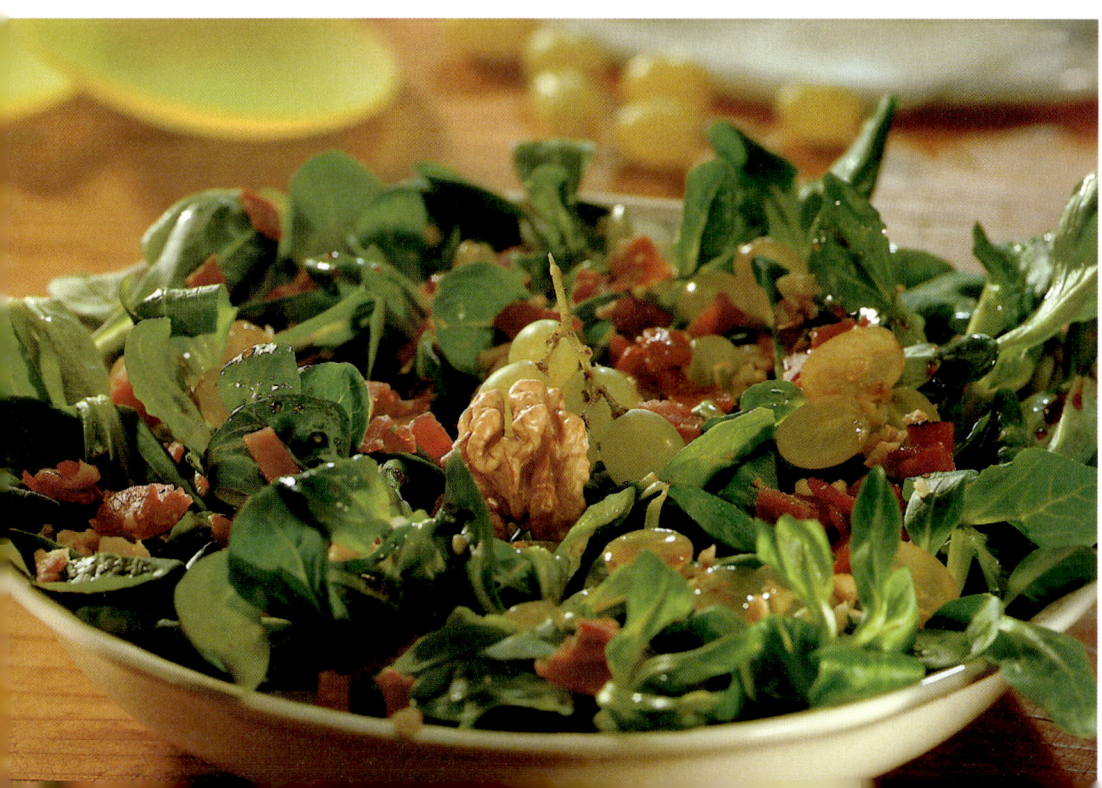

Desserts zum Selbermachen

Bei Desserts und Süßigkeiten bin ich inzwischen besonders kritisch: Puddings und Schokolade sind zwar lecker, aber leider zu fett. Frische Früchte oder ein Quark sind die besseren Alternativen. Denn »süßer Genuss« muss nicht gleich Sünde bedeuten: Der Zucker, der im Obst enthalten ist, macht nicht dick. Mit frischen Früchten lassen sich kinderleicht Dessert zubereiten, die schmecken und der Figur nicht schaden.

Eis am Stiel

Wenn Sie ein Eisfan sind, gibt es eine sehr figurfreundliche und einfache Möglichkeit, dieser Lust zu frönen: Machen Sie Ihr Eis mit frischen Früchten einfach selbst. Sie können zum Beispiel Kiwis, Kirschen, Erdbeeren, Pfirsiche oder Papayas pürieren. Ihrer Fantasie sind dabei keine Grenzen gesetzt.

- So wird das Fruchtpüree zu Eis: Füllen Sie die Fruchtmasse in kleine Förmchen wie Tupperdosen oder Backformen. Stecken Sie einen Stiel in jede Form und stellen Sie die Förmchen dann für mindestens drei Stunden ins Gefrierfach. Die Eishölzchen (Stiele) und auch Plastikeisförmchen bekommen Sie im Fachhandel.
- Fürs Pfirsicheis pürieren Sie vier reife Früchte und geben 100 ml Orangensaft dazu. Minzeblättchen verfeinern den Geschmack. Zum Schluss schmecken Sie das Fruchtmark noch mit etwas Limettensaft ab.
- Für Kirscheis brauchen Sie 650 g Kirschen, 100 ml Apfelsaft und Zitrone zum Abschmecken.
- Kiwieis stellen Sie aus acht Kiwis her. Zum Abschmecken nehmen Sie 100 ml Apfelsaft und die abgeriebene Schale einer Limette.
- Papayaeis wird aus dem Fruchtfleisch einer großen Papaya hergestellt. Mischen Sie zur pürierten Frucht 100 ml Orangensaft und etwas Sanddornsaft. Dies rundet den exotischen Geschmack wunderbar ab.

Frozen Jogurt

In den USA bekommt man es in jedem Supermarkt: tiefgefrorenen Jogurt. Zum Selbermachen brauchen Sie fettarmen Jogurt, den Sie mit frischen Früchten und Fruchtsäften je nach Geschmack aufpeppen. Zum Abschmecken nehmen Sie abgeriebene Limettenschale. Füllen Sie die Masse wieder in kleine Förmchen und stecken Sie – wenn Sie wollen – einen Holzstiel hinein. Der Jogurt muss dann für etwa drei Stunden ins Eisfach. Rühren Sie ihn alle 30 Minuten durch.

Jogurt-Parfait mit Kirschen

Parfaits sind normalerweise sehr gehaltvoll, aber wenn man Jogurt verwendet, erhält man einen leckeres, fruchtiges, leichtes Dessert.

Für 2 Personen
2 Blatt weiße Gelatine
100 g Kirschen
200 g fettarmer Jogurt
1 EL Agavendicksaft
1 EL Zitronensaft
2 TL Kakao
1 Zweig Zitronenmelisse

❶ Die Gelatine in Wasser einweichen. Die Kirschen entkernen, klein schneiden und mit Jogurt, Agavendicksaft und Zitronensaft verrühren.
❷ Drücken Sie die Gelatine leicht aus und lösen Sie sie bei milder Hitze auf. Vorsicht, sie darf nicht zu heiß werden, sonst wird das Parfait nicht fest.
❸ Rühren Sie die aufgelöste Gelatine unter die Creme. Füllen Sie die Masse in kleine Förmchen oder Tassen und stellen Sie sie für mindestens 1 Stunde in das Tiefkühlfach.
❹ Zum Servieren die Förmchen kurz in heißes Wasser tauchen und die Parfaits auf Teller stürzen. Mit Kakao bestäuben und mit der Melisse garnieren.

Quark-Soufflé mit Heidelbeeren

Soufflés sind schwierig zuzubereiten, Sie brauchen dafür ein wenig Erfahrung. Aber die Mühe lohnt sich, denn dieses köstliche Quark-Soufflé lässt Sie jede Lust auf Sahne vergessen.

Für 2 Personen
1 Ei, getrennt
1 1/2 EL Honig
1/2 Vanilleschote
75 g Magerquark
1 EL gemahlene Mandeln
etwas Fett für die Förmchen
200 g TK-Heidelbeeren
1/2 TL Honig

❶ Heizen Sie den Backofen auf 200 °C vor. Schlagen Sie das Eiweiß steif.
❷ In einer anderen Schüssel schlagen Sie das Eigelb mit 1 EL Honig und dem herausgekratzten Vanillemark schaumig. Heben Sie nach und nach Quark, Mandeln und das Eiweiß unter.
❸ Fetten Sie zwei Soufflé-Förmchen ein und füllen Sie die Masse hinein. Stellen Sie die Förmchen ins Wasserbad und backen Sie die Soufflés etwa 25 Minuten. Sie dürfen den Ofen zwischendurch nicht öffnen, die Soufflés fallen sonst zusammen.
❹ Inzwischen pürieren Sie die Beeren und süßen das Püree mit dem restlichen Honig. Richten Sie die fertigen Soufflés mit dem Fruchtpüree an.

Rhabarbergrütze

Diese leckere Nachspeise können Sie
schon am Tag zuvor zubereiten. Sie
kann über Nacht kalt gestellt werden.

Für 4 Personen
750 g Rhabarber
1 Stück Orangenschale
100 g brauner Zucker
1/4 l trockener Weißwein
70 g Speisestärke

❶ Den Rhabarber waschen, putzen,
schälen, in 2 Zentimeter lange Stücke
schneiden und in einem Topf mit 1/4 l
Wasser, Orangenschale und Zucker zu
Kompott kochen. Anschließend die
Orangenschale entfernen.
❷ Vom Wein einige Esslöffel kalt abnehmen und mit Stärke anrühren. Zusammen mit dem restlichen Wein ins
kochende Kompott einrühren.
❸ In Schälchen füllen und abkühlen
lassen.

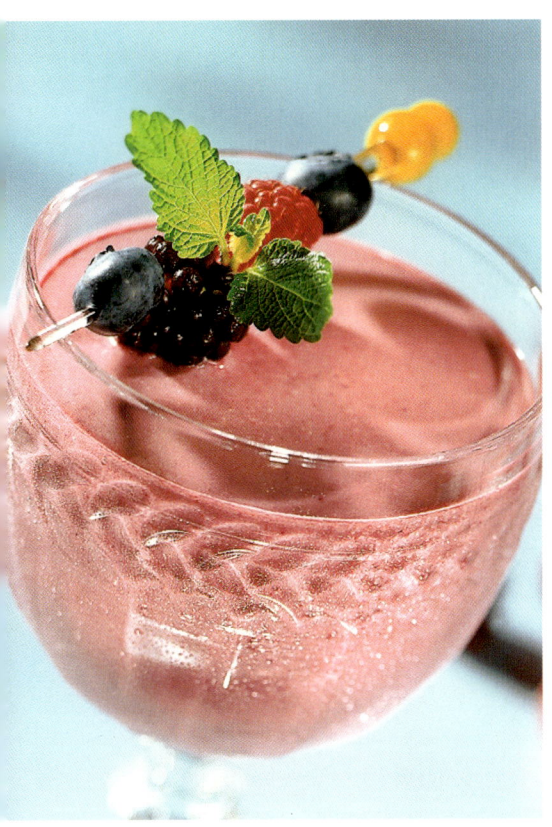

Jogurt–Beeren–Cooler

Beim Kauf von Beeren achte ich immer
darauf, dass der Behälter oder das
Körbchen am Boden trocken ist. Die
Beeren würden sonst im Nu faulen.

Für 4 Personen
300 g tiefgekühlte Beeren
500 g fettarmer Jogurt
2 EL Waldhonig

❶ Die Beeren in einem Topf bei
geringster Hitze antauen lassen und
mit dem Jogurt und dem Honig
pürieren. In vier Schälchen füllen und
kühl stellen.

Melonenkugeln mit Kirschquark

Schnuppern Sie beim Kauf einer Melone an der Unterseite. Wenn die Melone einen süßen, angenehm-aromatischen Duft verströmt, hat sie ihre volle Reife erreicht. Überreife Melonen erkennen Sie an weichen Stellen in der Schale. Und wenn Sie die Wahl haben zwischen unterschiedlichen Melonensorten, wählen Sie die mit dem orangefarbenen Fruchtfleisch. Die Farbe verrät Ihnen, dass diese Melone sehr viele Karotinoide enthält.

Für 4 Personen
1 große Honig- oder Galiamelone
150 g Magerquark
5 EL Kirschsaft
evtl. Zucker
4 Zweige Zitronenmelisse

1 Die Honig- oder Galiamelone halbieren und die Kerne mit einem Esslöffel entfernen. Mit einem Kugelausstecher das Fruchtfleisch als Kugeln heraustrennen.
2 Den Magerquark mit dem Kirschsaft cremig rühren, eventuell mit Zucker süßen. Die Zitronenmelisse waschen und trockenschwenken.
3 Die herausgetrennten Melonenkugeln in vier Dessertschälchen geben und mit dem Kirschquark übergießen. Mit den Zitronenmelisse-Blättchen garnieren.

Bananen mit Kokosjogurt

Dieses Dessert verwandle ich je nach Lust und Laune in einen leckeren Drink. In diesem Falle verwende ich anstelle der groben Haferflocken Instantflocken, püriere alle Zutaten im Mixer und verdünne sie mit reichlich Apfelsaft.

Für 4 Personen
2 EL Zucker
4 EL kernige Haferflocken
evtl. Apfelsaft
200 g Kokosmilch
400 g fettarmer Jogurt
4 Bananen

1 In einer Pfanne den Zucker bei starker Hitze verflüssigen, die Haferflocken zugeben und karamelisieren lassen. Sollten die Flocken aneinander kleben, etwas Apfelsaft zugeben, bis sie sich voneinander lösen.
2 Die Haferflocken-Krokant-Mischung mit der Kokosmilch und dem Jogurt cremig rühren.
3 Die Bananen schälen, in dicke Scheiben schneiden und mit dem Kokos-Krokant-Jogurt übergießen.

Das Dinner für schlanke Gast- geber und Gäste

Die Rezepte, die ich für Sie ausgewählt habe, sind alle leicht und lecker. Sie können sich selbst, Ihre Familie oder auch Ihre Gäste damit verwöhnen. Als Krönung habe ich hier ein kleines Menü zusammengestellt, mit dem Sie bei Ihren Freunden sicher besonderen Eindruck machen. Zeigen Sie ihnen, wie man gesund und »schlank« schlemmen kann.

Gazpacho – kalte Suppe

Aus Andalusien stammt die Gazpacho, eine kalte Gemüsesuppe. Man kann sie schon am Tag vorher zubereiten, darum ist sie als Vorspeise für Gäste ideal.

Für 6 Personen
1 kg Tomaten
1 Gurke
3 Zwiebeln
3 Knoblauchzehen
1 grüne Paprikaschote
1 rote Paprikaschote
1 Fenchelknolle
1 Selleriestange
1/2 l Gemüsebrühe
3 EL Olivenöl
2 EL Essig
Salz
Pfeffer

❶ Überbrühen, häuten und entkernen Sie die Tomaten und schälen Sie die Gurke, die Zwiebeln und den Knoblauch. Einige Gurkenscheiben und eine Zwiebel fein würfeln und beiseite stellen.

❷ Dann das übrige Gemüse putzen, waschen, klein schneiden. Pürieren Sie das gesamte Gemüse im Mixer, rühren Sie die Gemüsebrühe, das Olivenöl und den Essig darunter. Schmecken Sie die Suppe mit Salz und Pfeffer ab und stellen Sie die Gazpacho für drei Stunden in den Kühlschrank.

❸ Zum Servieren mit Gurken- und Zwiebelwürfeln bestreuen.

Kaninchen-Schmortopf

Wildkaninchen verbreiten bei der Zubereitung einen intensiven Geruch, was nicht jeder mag. Kaufen Sie darum lieber ein Stallkaninchen, das genauso gut schmeckt, aber nicht so streng riecht.

Für 6 Personen
2 grüne Paprikaschoten
2 rote Paprikaschoten
5 Zucchini
4 Auberginen
4 Zwiebeln
3 Knoblauchzehen
1 Kaninchen (ca. 1,5 kg)
200 ml Olivenöl
6 Tomaten
1 Bund Suppengrün
Salz
Pfeffer

116

① Putzen und waschen Sie die Paprikaschoten, die Zucchini und die Auberginen. Die Zwiebeln und den Knoblauch schälen Sie. Schneiden Sie alles klein.

② Zerlegen Sie das Kaninchen in portionsgerechte Stücke und braten Sie diese in einer Pfanne bei starker Hitze in 100 ml Olivenöl goldbraun an. Dann nehmen Sie die Stücke heraus und stellen sie beiseite.

③ Erhitzen Sie in einem Schmortopf das restliche Olivenöl und dünsten Sie die Zwiebeln und die Paprikaschoten etwa 3 Minuten. Nehmen Sie alles wieder aus dem Topf und dünsten Sie jetzt darin ca. 5 Minuten lang die Auberginen und Zucchini. Erst danach kommt alles samt dem Kaninchen zusammen in den Schmortopf.

④ Nun überbrühen Sie die Tomaten, häuten und entkernen sie und schneiden sie in Stücke. Geben Sie die Tomaten mit dem Knoblauch und dem Suppengrün in den Schmortopf und würzen Sie alles mit Salz und Pfeffer. Das Kaninchen samt Gemüse muss nun bei schwacher Hitze (70 bis 90 °C) ca. 1 Stunde schmoren. Vor dem Servieren nehmen Sie das Suppengrün heraus.

Mousse au Chocolat

Ich habe Ihnen schon einige Dessertrezepte vorgestellt. Meinen Gästen serviere ich jedoch am liebsten eine Mousse aus Bitterschokolade – und ernte jedesmal überraschte Gesichter und großen Beifall für dieses schokoladige, aber »schlanke« Dessert.

Für 6–8 Personen
400 g Bitterschokolade
  (mind. 70 % Kakaogehalt)
4 TL löslicher Kaffee
60 ml Rum
8 Eier
1 Prise Salz

① Zerkleinern Sie die Schokolade und geben Sie sie in eine Schüssel. Lösen Sie den Kaffee in einer halben Tasse Wasser auf und geben Sie ihn mit dem Rum zur Schokolade.

② Schmelzen Sie die Schokolade unter Rühren im Wasserbad.

③ Dann trennen Sie die Eier und schlagen das Eiweiß mit Salz steif. Lassen Sie die Schokolade abkühlen und fügen Sie dann unter Rühren das Eigelb hinzu. Dann heben Sie den Eischnee unter, so dass eine lockere Creme entsteht.

④ Gießen Sie die Mousse in Schälchen und stellen Sie diese für mindestens fünf Stunden – oder über Nacht – in den Kühlschrank.

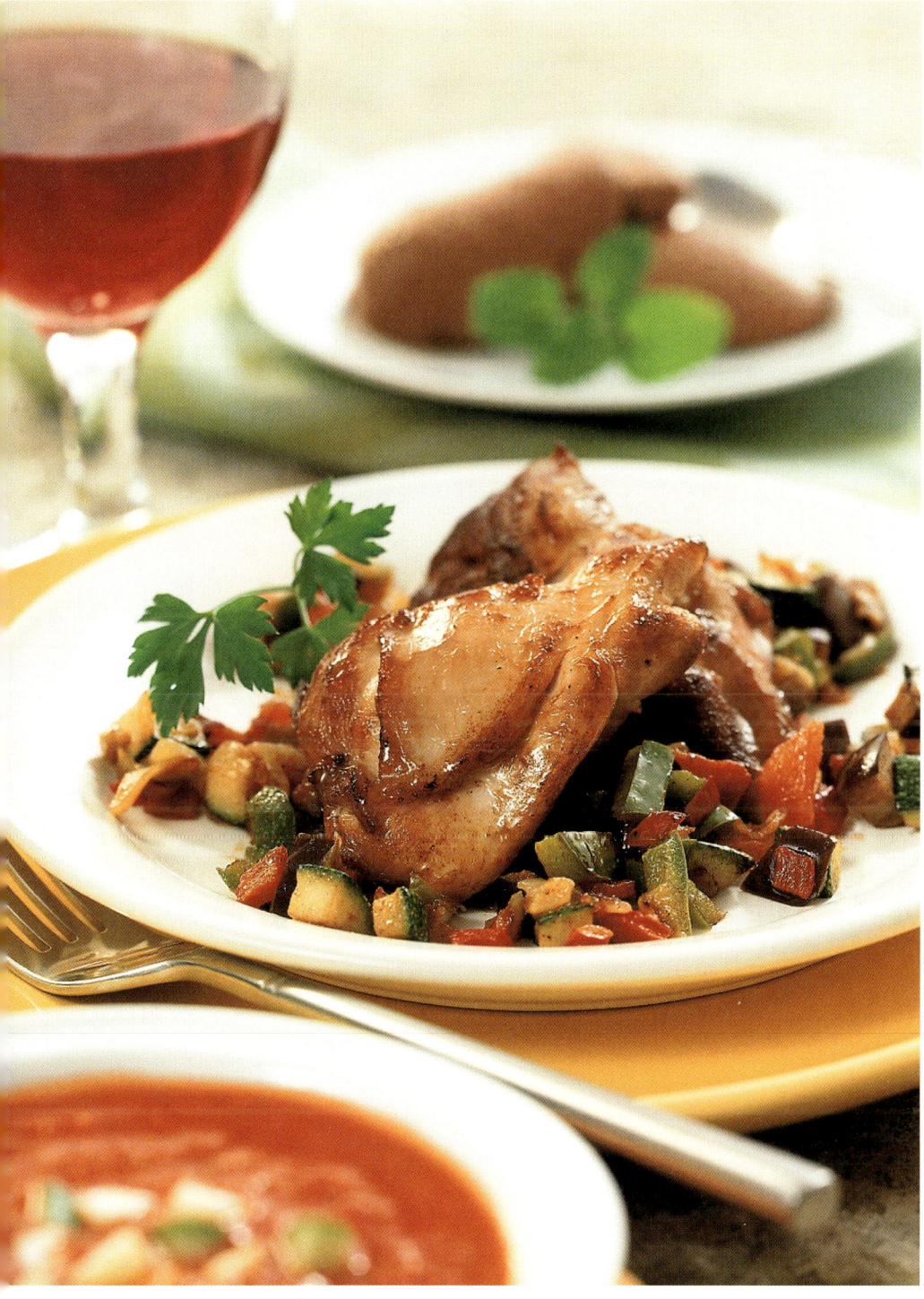

Essen im Restaurant

Zu Hause fällt es Ihnen vielleicht leicht, figurfreundlich zu essen. Aber was bestellt man im Restaurant? Das ist sehr einfach – man muss nur die Speisekarte richtig zu lesen wissen.

Zuallererst sollten Sie den Brotkorb nicht anrühren. Weißbrot mit Butter ist lecker, aber total überflüssig und schadet der Figur. Das weiße Mehl regt die Insulinproduktion an, und damit beginnt der Kreislauf des Zunehmens. Die einzige Alternative wäre Vollkornbrot, aber ich gehe ja nicht ins Restaurant, um dort Brot zu essen. Deshalb lehne ich dankend ab und bitte den Kellner, das Brot wieder mitzunehmen. Gleiches gilt für Erdnüsse oder Salzstangen. Finger weg. Ich tue mich stattdessen an Oliven gütlich.

Lassen Sie sich genussvoll bedienen

Beim Lesen der Speisekarte sollte man die Gerichte genau nach ihren Zutaten und der Zubereitung prüfen. Ich bestelle am liebsten Fisch mit Salat oder Gemüse, da bin ich immer auf der sicheren Seite. Aber stets das Gleiche wird auf Dauer langweilig. Jeder von uns liebt die Abwechslung, und einmal sündigen hat noch niemandem geschadet.

Wer nur selten in Restaurant zum Essen geht, sollte ruhig essen, wonach ihm der Sinn steht. Doch als Schauspielerin esse ich berufsbedingt häufig auswärts.

Ich habe mich intensiv mit den Speisekarten beschäftigt und weiß inzwischen genau, wo die Figur-Fallen stecken. Wenn Sie sich nicht sicher sind, wie ein Gericht zubereitet wird oder welche Zutaten drinnen stecken, dann fragen Sie den Kellner oder den Koch.

Die richtige Auswahl treffen

Bei Vorspeisen sind Rohkost und Salate erlaubt. Natürlich darf in der Marinade keine Mayonnaise oder Sahne sein. Ich esse meinen Salat am liebsten pur mit etwas Essig und kaltgepresstem Olivenöl. Auch kalte Fischgerichte sind als Vorspeise perfekt. Beim Hauptgericht kann man im Grunde alles bestellen, hier kommt es nur auf die Zubereitung und die Beilagen an.

Wenn es um die Figur geht, sollten Sie sehr wählerisch sein. Fisch oder Fleisch dürfen nicht paniert oder im Mehl gewälzt sein, ich bestelle sie deshalb immer gegrillt. Das Hauptgericht sollte auch nicht unter dicken Saucen verschwinden. Pur mit Kräutern und Gewürzen schmeckt es mir am besten. Ich liebe den unverfälschten Geschmack. Beilagen wie weißer Reis und Pommes frites sind tabu. Ich rühre diese Dickmacher nicht an, sie haben einen zu hohen glykämischen Index. Ein Blick in die GLYX-Tabelle auf Seite 64/65 sagt Ihnen, welche Beilagen in Frage kommen.

Bei meinen geliebten italienischen Pasta-Gerichten ist es zum Glück recht einfach: Ich bestelle Nudeln oder Spaghetti aus Hartweizengrieß. Die Spaghetti-Sauce dazu muss natürlich leicht sein. Leicht heißt: ohne Sahne und geschmolzenen

Käse. Meine Lieblings-Spaghetti sind »Spaghetti all´arrabiata«. Die kann man selbst leicht kochen (Rezept siehe Seite 85), aber bedenkenlos auch bei jedem Italiener essen – dieses Gericht ist immer fettarm!

Dessert im Restaurant

Die Wahl von Käse oder Dessert zum Nachtisch muss wohl überlegt sein. Wenn ich Lust auf Käse habe, dann esse ich ihn, aber ohne Weißbrot dazu. Ich genieße auch den Käse pur. Dafür verzichte ich lieber auf etwas Süßes, auch wenn es mir nicht leicht fällt, denn ich liebe Naschereien. Wenn ich der Lust nicht widerstehen kann, bestelle ich Mousse au chocolat. Die wird nur aus Bitterschokolade gemacht, was für die Figur in Ordnung ist. Auch Sorbets oder Eis kann man gelegentlich essen. Dafür rühre ich die kleinen Törtchen oder Kuchen nicht an. Da ist alles drin, was die Insulin-Ausschüttung reizt.

Nichts Hochprozentiges zum Schluss

Bei den Getränken achte ich ebenfalls auf figurfreundliche Varianten. Alkohol ist zwar längst nicht so schädlich für die Figur wie Reis oder Pommes frites, wer abnehmen will, verzichtet trotzdem besser darauf. In jedem Restaurant gibt es Mineralwasser und Apfelschorle.

Wer seine Figur halten will, kann natürlich etwas Alkohol trinken – am besten ein Glas Wein, denn Wein ist Bier im Hinblick auf die Figur immer vorzuziehen.

Was man keinesfalls bestellen sollte, ist ein Aperitif, denn der erfüllt seine Aufgabe – den Appetit anzuregen – leider nur zu gut. Auch der Schnaps zur Verdauung nach dem Essen ist überflüssig. Wer sich vernünftig ernährt, kennt keine Probleme mit der Verdauung. Der Kaffee zum Schluss ist leider ebenfalls Gift für die Figur. Deshalb habe ich mir den Espresso danach abgewöhnt. Koffein lockt Insulin, und nach einem Abendessen wäre es ziemlich dumm, das Dickmacher-Hormon zu reizen.

So lesen Sie Speisekarten richtig

Anhand von drei Speisekarten möchte ich Ihnen demonstrieren, was Sie bestellen können und von welchen Gerichten Sie besser die Finger lassen sollten. Die »schlanken« und »figurfeindlichen« Gerichte sind folgendermaßen markiert:

▲ bedeutet, dieses Gericht ist perfekt für eine schlanke Figur.

◆ bedeutet, bei diesem Gericht sind einige Komponenten wie die Form der Zubereitung oder die Sauce nicht optimal für die Figur oder Sie sollten auf die Beilagen wie zum Beispiel weißen Reis verzichten.

▼ bedeutet, von diesem Menü sollten Sie die Finger lassen, wenn Sie abnehmen möchten.

DIE TAGESKARTE MEINES LIEBLINGS-ITALIENERS

VORSPEISEN
◆ Spinatcremesuppe
◆ Gebratene Entenbrust auf Blattsalaten
◆ Rindercarpaccio mit Steinpilzen
▲ Gebratene Putenbrust auf Blattsalaten
◆ Antipasto aus der Vitrine

NUDELN
▲ Tagliatelle mit Broccoli
▼ Tagliatelle mit Mascarpone und Parmaschinken
▲ Spaghetti mit Langostinos
▲ Spaghetti mit Krabben und Broccoli
▼ Gnocchi mit Rucolapesto
◆ Gnocchi »Arrabiata«
▼ Penne mit frischem Lachs

FISCH
▼ Salmone – Lachsschnitte in Mandelkruste
◆ Coda di Rospo – Seeteufel in Trüffelcreme
▲ Scampi »Pescatrice«
◆ St. Pietrofilet in Weißwein mit Cocktailtomaten
▲ Misto di Pesce – Gemischte Fischplatte vom Grill
▲ Calamari vom Grill
▼ Filetto di Sogiola – Seezungenfilet in grüner Pfeffersauce

FLEISCH
▲ Straccetti auf Rucola
▼ Filetto »Stroganow«
◆ Fegato – Kalbsleber in Balsamicosauce
▼ Filetto – Rinderfilet in Rotweinsauce
▲ Filetto mit Steinpilzen
▼ Nodino di Vitello – Kalbskotelett mit Butter und Salbei
▼ Filetto di maiale – Kalbsfilet in Calvados flambiert
▼ Agnello – Lammkotelett in Kartoffelkruste
▲ Agnello vom Grill

DESSERTS
▼ Crema Bavarese
▼ Trüffelmousse
▼ Panna Cotta mit Waldbeeren
▼ Zuppa Romana

DIE TAGESKARTE
EINES IN-LOKALS

VORSPEISEN
▼ Brokkolisuppe mit Crème fraîche
◆ Blumenkohlsuppe mit Crevetten
▲ Austern Fines de Claires – Huitres

SALATE
▲ Warmer Salat von gebratenem Gemüse,
Sojasprossen und Crevetten
▲ Salatteller mit Rindfleischstreifen
◆ Rucolasalat mit Mohnöl-Vinaigrette,
dazu Räucherlachs oder warmer Ziegenkäse

NUDELN
▼ Frische Gnocchi mit Käsefüllung in Buttercremesauce
▲ Spaghetti mit Spinat und Crevetten in Tomatensauce

FISCH
◆ Red Snapper mit Schnittlauch-Weißweinsauce,
dazu Kaiserschoten-Möhren-Gemüse
▲ Kabeljau-Filet mit Kräuersauce und gebratenem Fenchelgemüse

FLEISCH
▼ Entenbrust rosa gebraten mit Preiselbeerjus,
dazu Schupfnudeln und Beilagensalat
◆ Steak vom Rinderfilet in Madeirasauce,
dazu Bratkartoffeln und kleiner Herbstsalat
◆ Gebratene Kaninchenkeule in Marsala-Oreganojus,
dazu Rahmwirsing und Kartoffelmus

DESSERTS/KÄSE
▼ Gebackene Banane im Tempurateig mit Honig und Vanilleeis
◆ Gratinierte frische Mango in Amaretto-Sabayon
◆ Portion Käse

DIE TAGESKARTE EINES
NOBELRESTAURANTS

VORSPEISEN
▼ Ofenwarmes Brot, Butter
◆ Saltimbocca vom Thunfisch auf Kartoffel-Rucola-Salat
◆ Roh marinierter Lachs mit weißem Trüffel und Topinambur-Chips
▲ Carpaccio vom Weideochsen mit Kaviar und Rote Bete
▲ Meeresfrüchteteller mit verschiedenen Saucen
◆ Halber Hummer mit Salat von Schwarzwurzeln und Schnittlauchsahnesauce

SUPPEN
◆ Doppelte Rinderkraftbrühe mit Pfannkuchenroulade und Liebstöckel
▼ Rahmsuppe von Erdartischocken mit weißem Trüffel

FISCH
◆ Gebratenes Saiblingsfilet auf Kürbis und Grenaille-Kartoffeln
◆ Gebratenes Schwertfischsteak auf Sauce Choron
mit Blattspinat und Pfefferkartoffeln
▲ Filet vom Wolfsbarsch auf Fenchel mit Bouchot-Muscheln im Safransud
◆ Steinbutt-Filet in Pilzkruste auf Knoblauch-Kartoffelschaum
mit Herbsttrompetencoulis
▲ Hummereintopf mit frischen Gartenkräutern
◆ Loup de mer im Schuppenkleid gebraten mit Limonenbutter,
Steinpilz-Kartoffel-Gemüse

FLEISCH
◆ Sauté vom Kaninchen auf Rosenblättern und Herbsttrompeten
in Pommery Senfsauce
◆ Wildentenbrust auf getrüffeltem Wirsing
mit Ebereschenschaum und Serviettenknödel
◆ Rehrücken auf Pfifferlingen mit glasierter Zimtbirne,
Rosenkohl-Kartoffel-Plätzchen
◆ Carré vom Lamm in Kräuterkruste
auf Artischockeneintopf und Kartoffelgratin
◆ Brust vom Volière Fasan auf Champagnerkraut
in Gänselebersauce mit Sahnepüree

DESSERTS
◆ Parfait von der Zartbitterschokolade auf Mangojus mit frischen Himbeeren
▼ WienerApfelstrudel mit Rumrosinen und Holundereis
▼ Gratin von Muskattrauben mit Grappa und Weinschaumeis
▼ Grießflammerie mit Zwetschgenröster und Mandeleis
◆ Beerenteller mit Zitronensorbet

Trinken Sie viel – aber das Richtige

Egal, ob man dick oder dünn ist: Mindestens 1,5 Liter am Tag sollte jeder trinken. Das ist die von Wissenschaftlern empfohlene Menge. Der Körper braucht täglich mindestens 2,5 Liter Flüssigkeit. Ein Liter ist bereits in der Nahrung enthalten, den Rest muss man trinken. Die Liste der empfohlenen Getränke wird von Mineralwasser, Kräutertee und Saftschorle angeführt.

Mineralwasser – ein Wundermittel!

Warum ist dieses Getränk so wichtig, wenn man abnehmen will? Die Antwort ist einfach: Es verhilft zur Traumfigur. Ich liebe das erfrischende Getränk. Wo immer ich bin, am Drehort oder zu Hause, irgendwo in greifbarer Nähe steht eine Flasche Mineralwasser. Die meisten Menschen trinken viel zu wenig davon, und das sieht man ihnen an. Wer zu wenig trinkt oder durch eine Crash-Diät stark entwässert, spürt das zum Beispiel schnell an seiner Haut. Sie trocknet aus und wird faltig. Anstatt dem Körper die Flüssigkeit zu entziehen, muss man gerade jetzt besonders viel trinken. Je mehr desto besser. Mineralwasser ist absolut kalorienfrei und schmeckt gut. Probieren Sie doch einmal verschiedene Sorten aus. Jedes Wasser schmeckt anders, und Sie finden bestimmt das richtige für sich.

Für alle, die zu wenig trinken, habe ich einen Tipp: Stellen sie sich einfach eine Flasche vor die Nase und trinken sie immer wieder mal einen Schluck. Dazu muss man keinen Durst haben. Ans Wassertrinken kann man sich gewöhnen wie ans tägliche Zähneputzen.

Saftschorlen und Kräutertees

Wenn Ihnen Mineralwasser pur zu langweilig ist, dann können Sie Ihren Flüssigkeitsbedarf auch problemlos mit Saftschorlen und Kräutertees decken. Mit einer Mischung aus einem Teil Fruchtsaft und zwei Teilen Wasser ist eine Schorle schnell gemixt, und durch die unterschiedlichen Säfte haben Sie reichlich Abwechslung. Sie sollten aber darauf achten, dass Sie zum Mischen Vollfruchtsäfte verwenden. Fruchtsaftgetränke und Fruchtnektare haben oft einen hohen Zuckergehalt. Natürlich können Sie die Säfte auch pur trinken – ich bin ein großer Fan von frisch gepressten Obst- und Gemüsesäften.

Kräuter- und Früchtetees gibt es in vielen Varianten und können ebenfalls bedenkenlos in großen Mengen getrunken werden. Ich liebe frischen Brennesseltee und trinke ihn regelmäßig. Wenn Sie viel Kräutertee trinken, sollten Sie allerdings immer mal wieder die Sorte wechseln. Schmeckt Ihnen das zu langweilig oder zu »gesund«, können Sie auch die Tees mit etwas Fruchtsaft aufpeppen. Um auf 1,5 Liter täglich zu kommen, ist es praktisch, morgens eine große Kanne Tee zuzubereiten, die Sie bis abends ausgetrunken haben sollten. So können Sie die Menge gut kontrollieren.

Tee und Kaffee in Maßen trinken

Bei Kaffee, schwarzem und grünem Tee streiten sich die Geister. Es sind zwar auch Getränke, aber sie dürfen nicht voll auf den täglichen Flüssigkeitsbedarf angerechnet werden. Denn das darin enthaltene Koffein hat eine leicht entwässernde Wirkung. Kaffee macht außerdem hungrig. Das Koffein stimuliert den Magen, mehr Säure zu produzieren, was ein Hungergefühl erzeugt. Meinen Kaffee-Genuss habe ich bis auf den Morgenkaffee eingeschränkt.

Gesünder als Kaffee, aber weniger nach meinem Geschmack ist grüner Tee, der zur Zeit sehr in ist. Das in Tee enthaltene Koffein wirkt anders als im Kaffee und produziert zum Beispiel kein Hungergefühl. Schwarzer wie grüner Tee hat außerdem verschiedene Inhaltsstoffe, die sich positiv auf den Körper auswirken. Vor allem grüner Tee hält die Haut jung und schützt den ganzen Körper vor dem Altern. Trinken Sie also ruhig auch größere Mengen schwarzen oder grünen Tee – aber zusätzlich auf alle Fälle reichlich Mineralwasser. Denn Ihren kompletten Tagesbedarf sollten Sie auch mit grünem Tee nicht decken.

Wie steht es mit den Promillen?

Wer abnehmen will, sollte vorerst auf Wein oder Bier verzichten. Alkohol enthält zwar kein Fett, und ein Glas Wein hat weniger Kalorien als eine Scheibe Weißbrot. Aber unser Körper nimmt sich den Alkohol

als Energie-Lieferant. Und solange er damit versorgt wird, geht er nicht an die Fettpölsterchen ran. Deshalb lege ich zwischendurch immer mal wieder ein paar alkoholfreie Tage ein. Die promillehaltigen Getränke löschen nur scheinbar den Durst, in Wirklichkeit trocknen sie den Körper sogar aus. Man merkt das besonders nach einer durchzechten Nacht: Am nächsten Morgen fühlt man sich wie ausgetrocknet – und hat »Nachdurst« –, weil der Alkohol entwässert.

Wer sein Gewicht halten will, trinkt Alkohol besser erst, wenn er schon etwas gegessen hat. Der Körper nimmt dann den Alkohol langsamer auf, als wenn man

MEIN TIPP

VERFÜHRUNG ZUM SCHLEMMEN

Nicht zu vergessen sind die »Nebenwirkungen« des Alkoholkonsums. Denn Alkohol verführt zum Schlemmen. Wer kennt das nicht: Eigentlich ist man nach einem leckeren Abendessen gut gesättigt und fühlt sich wohl. Doch sobald man ein Bier oder ein Glas Wein intus hat, überfällt einen plötzlich die Lust – meist auf etwas Salziges und Fettes. Die meisten können dieser Lust nicht widerstehen und greifen zu Chips oder gesalzenen Erdnüssen … Wenn Sie nun bedenken, dass der Körper mit der Verdauung des Alkohols so beschäftigt ist, dass er das Fett erst mal speichert, ist das Ergebnis solcher Schlemmereien klar: Sie haben nicht nur zu viel und das Falsche gegessen. Sie haben auch dafür gesorgt, dass es direkt auf Ihren Hüften landet.

ein Gläschen auf nüchternen Magen trinkt. Im Restaurant oder auf Partys kann man seiner Figur Gutes tun, in dem man gewisse Formen von Alkohol meidet: Bier, Cocktails und Liköre enthalten Zucker, das lockt das Insulin und damit die Pfunde. Mai Tai oder Caipirinha gönne ich mir nur ganz selten. Diese Cocktails schmecken zwar lecker, machen aber leider dick.

Wein ist die bessere Alternative – auch zu Bier. Hopfen enthält nämlich Pflanzen-Inhaltsstoffe, die ähnlich wie das weibliche Sexualhormon Östrogen wirken. Daher bekommt mancher starke Biertrinker weibliche Formen am Bauch und am Brustansatz. Wer Wein in Maßen trinkt, schadet weder seiner Figur noch seiner Gesundheit. Auf ein Glas trockenen Rotweins möchte ich nicht verzichten. Aber es bleibt dann auch bei einem Glas. Für den Genuss reicht das allemal, und wenn Sie dazu viel Wasser trinken, kommen Sie gar nicht in Versuchung, mit dem Wein Ihren Durst zu löschen.

Die Bio-Fitmacher: Vitamine und Mineralstoffe

Wer viel Obst, Gemüse und Salat isst, versorgt sich auf natürlichem Weg mit Vitaminen und Mineralstoffen. Doch Untersuchungen haben gezeigt, dass viele Deutschen sich eben nicht ausgewogen ernähren und deshalb mit bestimmten Stoffen unterversorgt sind. Ein Mangel an Vitaminen und Mineralstoffen macht sich nicht nur äußerlich bemerkbar. Er kann

zum Beispiel auch zu schlechter Laune, Konzentrationsmangel und Schlafproblemen führen. Am besten ist es, die Nährstoffe in natürlicher Form zu sich zu nehmen, also durch eine abwechslungsreiche Ernährung mit viel Obst und Gemüse.

Wirken auch Vitamin- und Mineralstoff-Pillen?

Vitamine und Mineralstoffe werden auch künstlich hergestellt – die Präparate können Sie in jeder Drogerie und Apotheke kaufen. Solange kein spezieller Mangel besteht, ist es nicht notwendig, solche Mittel einzunehmen. Wenn Sie das Gefühl haben, Ihnen fehlt etwas, lassen Sie sich am besten von Ihrem Arzt oder Apotheker beraten, statt selbst auf das Geratewohl ins Regal zu greifen. Ein Fachmann kann Ihnen auch sagen, wie Sie ein Vitamin oder einen Mineralstoff dosieren müssen und welche Einnahmeart sinnvoll ist.

Ich nehme gelegentlich, speziell in der kalten Jahreszeit, Vitamin C in Pulverform: Ein- bis dreimal am Tag streue ich eine Messerspitze Ascorbinsäure ins Mineralwasser. Höher dosiere ich nicht, denn zu viel Vitamin C ist genauso schlecht wie zu wenig. Maximal drei Gramm zusätzlich pro Tag reichen aus, um die Wirkung des Vitamins auszukosten. Vitamin C schützt den Körper in vielerlei Hinsicht: Es macht stark gegen Schnupfenviren, weil es die Abwehr stärkt. Es treibt den Abbau von Fett voran und schützt die Blutgefäße. Vitamin C hält die Haut jung, es kann vor Herzinfarkt schützen und hilft bei vielen Zivilisationskrankheiten. Gerade im Winter halte ich damit Grippeviren fern. Im Sommer brauche ich diese zusätzliche Dosis nicht, da ich durch meine ausgewogene Ernährung ausreichend Vitamin C auf natürlichem Weg zu mir nehme.

MEIN TIPP

AUF DEN KÖRPER HÖREN Viele künstliche Vitamin- und Mineralstoff-Präparate sind relativ hoch dosiert. Gerade in Multivitamin-Pillen ist meist mindestens ein Vitamin dabei, von dem Sie zusätzlich nichts brauchen. In der Regel ist das kein Problem, denn die meisten überflüssigen Stoffe werden vom Körper ausgeschieden. Trotzdem sollten Sie nicht gedankenlos Pillen schlucken und glauben, das sei schon gut für Ihren Körper. Das wichtigste Argument gegen eine solche »Instant«-Versorgung ist die Tatsache, dass viele Vitamine und Mineralstoffe nur im Verbund mit anderen Stoffen wirken. In der Nahrung kommen Sie in einer solchen Verbindung vor, in einer Kapsel jedoch nicht. Und wenn Sie lernen, auf Ihren Körper zu hören, können Sie »Mangelzustände« ganz leicht auf natürliche Weise beheben. Manchmal habe ich das Gefühl, ich brauche unbedingt ein Stück Fleisch oder ein bestimmtes Gemüse. Ich weiß, dass mein Körper dann einen bestimmten Inhaltstoff braucht, vielleicht Vitamin E, und folge meinem Gefühl. Der gleiche Signalmechanismus lässt uns auch andere lebensnotwendige Stoffe »automatisch« richtig dosieren.

Was kann beim Abnehmen helfen?

Ob Fernsehwerbung, Anzeigen in Zeitschriften oder Angebote in Versandkatalogen – offensichtlich gibt es jede Menge Mittelchen, die das Abnehmen leichter machen sollen. Da werden uns chemische Kilo-Killer angeboten. Dort gibt es den Massagegürtel, der ruckzuck die Pfunde wegmassiert, während man gemütlich auf dem Sofa sitzt. Nicht zu vergessen die Appetitzügler, die uns dazu bringen sollen, nicht mehr so viel zu essen. Die Werbung zeigt Vorher-Nachher-Bilder von Menschen, die angeblich 7 Kilo in nur 14 Tagen abgenommen haben, was eindrucksvoll mit Maßbändern demonstriert wird.

So unglaublich die Versprechungen auch klingen mögen, es gibt genug Menschen, die sich blenden lassen, weil sie immer noch auf die Wunderdiät hoffen. Doch es ist schlichtweg gelogen, wenn jemand behauptet, Sie können ohne die Umstellung Ihrer Ernährung – quasi im Schlaf – schlank werden. Ich behaupte sogar, dass 95 Prozent der angepriesenen Diäten ein Schwindel sind.

Abnehmen geht nur mit Köpfchen

Ich selbst bin ein Naturfan und vertraue auf die Kräfte und Inhaltsstoffe der Natur. Trotzdem spricht für mich nichts dagegen, einige Vitamine und Enzyme in Pillenform als Nahrungsergänzung zu nehmen. Nichts hingegen halte ich von Appetitzüglern und Diätpillen. Wir können ohne irgendwelche chemischen Hilfsmittel eine perfekte Figur bekommen und behalten. Dazu ist allerdings etwas Disziplin nötig. Die meisten Menschen wissen ja instinktiv, was der schlanken Linie gut tut und was nicht. Nur hören sie nicht auf die Signale des Körpers.

Ich kenne selbst nur zu gut die Lust am Schlemmen. Die Weihnachtszeit ist mein Verhängnis. Da fällt es mir schwer, nein zu sagen und Lebkuchen, Plätzchen und Glühwein zu widerstehen. Ich werde schwach – und da im Winter der Körper sowieso auf Speichern programmiert ist, nehme ich meist ein wenig zu. Aber wenn diese Zeit vorbei ist, gehe ich die überflüssigen Pfunde wieder an, und zwar mit Köpfchen. Ich halte mich extrem streng an meine Regeln und esse wenig Fett, kaum Zucker und kein weißes Mehl. Ich wähle hauptsächlich Speisen mit niedrigem GLYX-Faktor, und die kleinen »Sünden«, mit denen ich mir sonst den Sonntag versüße, lasse ich drei Wochen lang ausfallen. Alkohol wird ebenfalls für ein paar Tage ganz von der Speisekarte gestrichen. Dafür mache ich mehr Sport und laufe vor allem ausgiebiger, um Fett zu verbrennen.

Finger weg von Diätpillen & Co.

Appetitzügler in Tablettenform kommen mir nicht ins Haus. Man muss essen, um abzunehmen. Wie ich an anderer Stelle schon ausführlich erklärt habe, haben Hungergefühle einen eindeutigen Grund:

Im Blut schwimmt zu viel Insulin und löst die fatalen Heißhunger-Attacken aus. Dieses bohrende Hungergefühl kann ich aber ganz ohne Chemie abstellen. Dazu muss ich nur die Lebensmittel von meinem Speiseplan streichen, die das Insulin locken, nämlich Zucker und Weißmehl. Also Finger weg von diesen Sachen und der Hunger hört von ganz alleine auf.

Ich bin auch kein Fan von künstlicher Ersatznahrung, wie sie die Formula-Däten propagieren. Astronauten-Nahrung werde ich essen, falls ich einmal ins All fliegen sollte. Aber hier unten auf der Erde will ich Natur pur. Diese konzentrierte Ersatznahrung ergibt doch keinen Sinn: Zuerst isst man zu viel und das Falsche, und um die Pfunde wieder loszuwerden, greift man dann zum anderen Extrem. Drei Mal am Tag ein Brei oder Drink – wo bleibt da die Lust am Essen? Zudem tritt bei dieser Ernährung kein Lerneffekt ein, denn wenn man wieder »normal« isst, nimmt man wieder zu.

Solche Diäten sind nur sinnvoll, wenn der Arzt aus medizinischen Gründen dazu rät – zum Beispiel bei Menschen mit einem BMI über 30. Diese Diät sollte dann aber ärztlich überwacht werden und nur der Einstieg zu einer dauerhaften Umstellung der Ernährung sein.

Locker laufen, leichter abnehmen

Wer zu viel Pfunde mit sich herumträgt, bewegt sich auch meist nicht gerne. Ist der Mensch für den Bürostuhl geboren? Ganz sicher nicht. Unsere Vorfahren mussten immer auf Achse sein, um das tägliche Überleben zu sichern. Doch heute sitzen die meisten Menschen stundenlang tagsüber am Schreibtisch, abends beim Essen und später vor dem Fernseher. Rechnen Sie mal aus, wie viele Stunden Sie wirklich in Bewegung sind. Es bringt nichts, Sportlern im Fernsehen zuzuschauen. Ohne Bewegung verkümmert die Muskulatur, die Haltung wird schlecht, und die Figur – oft auch die Gesundheit – ist dahin.

Bewegung senkt den Blutdruck, das schlechte Cholesterin und den Insulinspiegel. Das alles wirkt positiv auf das Herz-Kreislauf-System. Wer den ganzen Tag nur sitzt, verbraucht wenig Kalorien. In meiner Diät gibt es zwar kein Kalorienzählen. Aber fest steht, dass ich durch gezielten Sport und Bewegung mehr ver-

MEIN TIPP

MIT SPITZEN NADELN GEGEN DEN HUNGER In Sachen Abnehmen habe ich sehr viel ausprobiert – auch die Akupunktur. Es wirkt tatsächlich, und mit Hilfe einiger Dauernadeln mache ich mir das Leben leichter. Mein Arzt setzt mir die feinen Akupunktur-Nadeln ins Ohr. Man sieht nur die kleinen silbernen Köpfchen der Nadeln, die viele für einen speziellen Ohrschmuck halten. Und durch meine langen Haare fallen sie kaum auf. Die Nadeln bleiben 14 Tage im Ohr, sie aktivieren die entsprechenden Punkte, die für den Hunger verantwortlich sind. Dadurch fühle ich mich ausgeglichen und wohl und ein mögliches Hungergefühl wird gedämpft.

brenne, als wenn ich nichts tun würde. Deshalb habe mich fürs tägliche Joggen entschieden. Das tut meinem Körper und meiner Seele gut. Ich laufe nicht in erster Linie, um abzunehmen – auch wenn ich nach einer besonders üppigen Schlemmerei schon mal länger laufe. Die gesundheitlichen Aspekte sind mir genauso wichtig und nicht zuletzt die Lust, mich in der freien Natur zu bewegen.

Ich weiß natürlich, dass es nicht leicht fällt, alte Bahnen zu verlassen. Doch wer seinen »inneren Schweinehund« besiegt, spürt schnell die positiven Folgen: Der Körper reagiert sofort darauf, wenn er besser behandelt wird. Mit jedem Tag fühlt man sich leichter, frischer, aktiver. Laufen oder Walking (schnelles Gehen) sind wahre Wunderpillen. Das gilt auch für andere Ausdauer-Sportarten wie zum Beispiel Radfahren, Inline-Skating oder Ski-Langlauf. Wer sich täglich bewegt, darf mehr essen als träge Sesselhocker und behält trotzdem eine schlanke Figur. Wenn ich regelmäßig laufe, strotze ich vor Energie. Ich laufe aus Spaß und bei jedem Wetter.

Abnehmen macht jünger

Für immer jung, schlank und schön sein – davon träumen viele. Wer sein optimales Gewicht hat, kommt diesem Ziel ein großes Stück näher. Denn wer abnimmt, macht gleichzeitig auch eine Verjüngungskur. Aber nur, wen man richtig abnimmt. Crash-Diäten bewirken nämlich genau das Gegenteil. Hungern bedeutet Stress für den Körper, er kommt in eine Entbehrungs-Situation. Menschen, die sich mit Hungerkuren quälen, werden nachweislich häufiger krank.

Durch die Fortschritte in der Medizin, bessere Hygiene und Ernährung hat sich die Lebenserwartung in den letzten hundert Jahren bereits verdoppelt. Es ist wissenschaftlich bewiesen, dass Normalgewichtige größere Chancen haben, sehr alt zu werden. Mein Traum ist es nicht unbedingt, 120 Jahre zu erreichen. Über solche Fanatiker kann ich nur schmunzeln. Aber im Alter gesund und fit zu bleiben, halte ich für absolut erstrebenswert. Eine gesunde Ernährung und Lebensweise ist die Basis dafür.

Den Verfall des Körpers aufhalten

Schon ab dem 30. Lebensjahr geht es bergab. Alles, was dem Körper nicht gut tut, rächt sich sichtbar und spürbar. Und nicht nur für Schauspieler ist Gesundheit und Aussehen wichtig. Mit 18 oder 20 kann man noch ziemlich über die Stränge schlagen, aber ab 30 spürt man die Folgen deutlich. Zu wenig Schlaf, ungesunde Ernährung, Übergewicht, Nikotin und Alkohol hinterlassen ihre Spuren – genauso wie Gesundheit und Glück, Erfolg und Zufriedenheit. Jeder entscheidet selbst, wie er sich im Alter fühlt und wie er aussieht. Ich persönlich habe vor, dass es mir gut gehen soll, und deshalb achte ich auf Gewicht und Ernährung.

Wer mehr Gewicht als nötig mit sich herumschleppt, spürt die direkten Folgen sofort: Die Bewegungen fallen schwerer, Knie und Rücken schmerzen unter der Last, man kommt schneller aus der Puste und braucht öfter ein Pause. Folgekrankheiten von Übergewicht kennt der Mediziner längst, z. B. Diabetes, zu hohe Cholesterinwerte und hoher Blutdruck. Das Risiko, einen Herzinfarkt oder Schlaganfall zu erleiden, steigt. Die Gelenke sind stärker belastet und verschleißen schneller. Die Knochen verlieren schneller Kalk und werden brüchig, Arthrose und andere Gelenkschmerzen sind an der Tagesordnung.

Arterienverkalkung, auch Atherosklerose oder Arteriosklerose genannt, ist eine normale Folge des Alterns. Die Wände der Arterien bekommen allmählich feine Risse, dort setzt sich Fett, zum Beispiel in Form von Cholesterin ab. Im Lauf der Zeit verengen sich die Gefäße. Wie schnell das geht, hängt von Faktoren wie Vererbung, Lebensweise und Ernährung ab. Mit jedem Tag altern unsere Zellen, Organe und Arterien. Das Tempo dieses Alterungsprozesses bestimmen wir jedoch maßgeblich selbst.

Gegen solche Zivilisationskrankheiten gibt es ein einfaches Mittel: das persönliche Idealgewicht halten. Überschüssiges Körperfett lagert sich im gesamten Körpergewebe ab. Es sitzt nicht nur sichtbar an Bauch, Po oder Hüfte. Fett versteckt sich auch in den Organen und hat eine Belastung des Herz-Kreislauf-Systems zur Folge. Seit ich abgenommen habe, zeigen meine Blutwerte beim jährlichen Arzt-Check, dass ich »pumperlgesund« bin.

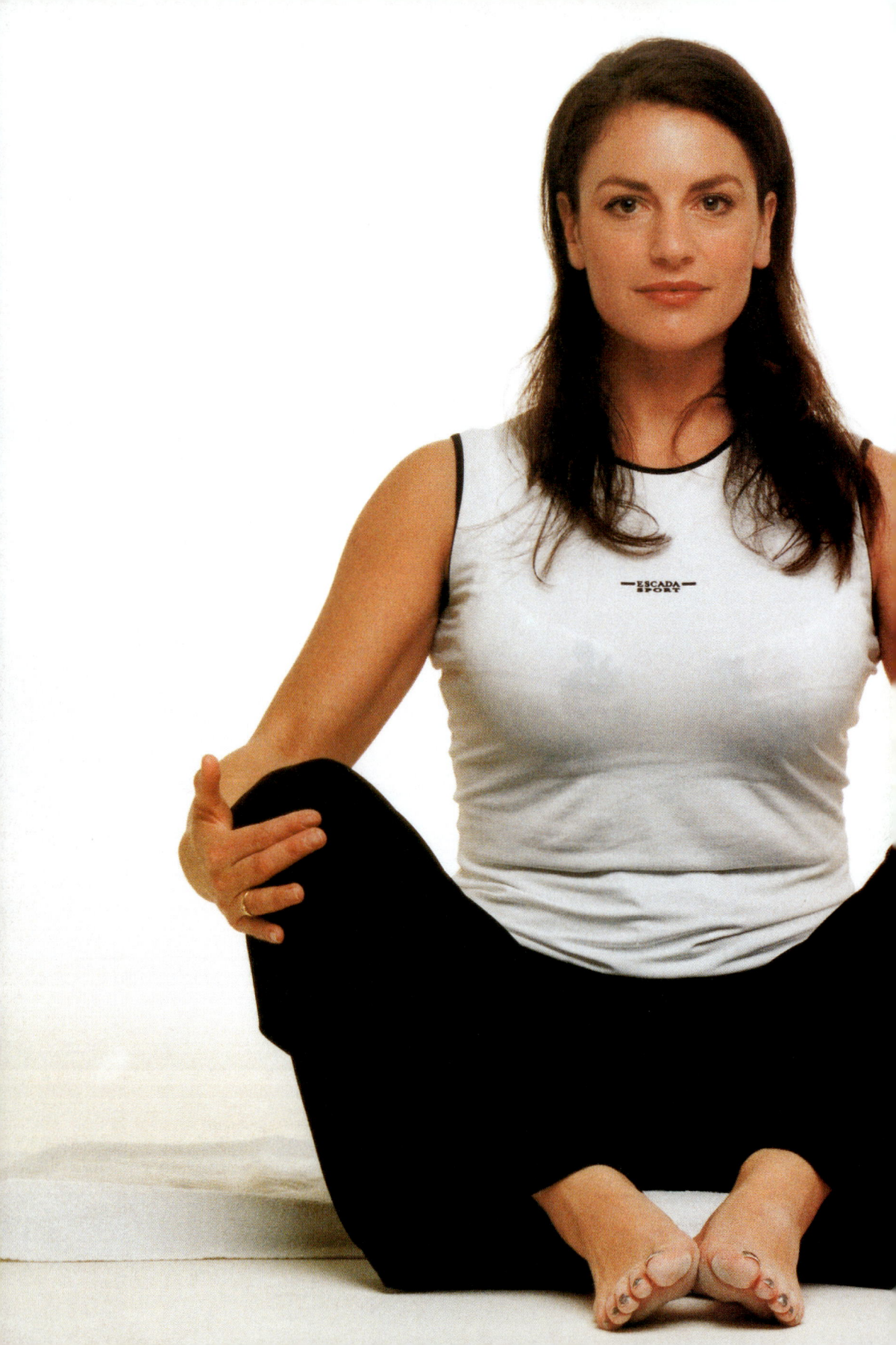

Mein
Vollweib-
Fitness-
Programm

für eine schlanke

Figur und

schöne Formen

Sie haben nun viel darüber gelesen, wie Sie Ihr Wohlfühl-gewicht herausfinden können und wie Sie sich ernähren sollten. Das sind wichtige Aspekte meiner Vollweib-Diät – der Ernährung habe ich schließlich vier Regeln gewidmet. Die fünfte und letzte Regel ist sozusagen das Sahnehäubchen: Regelmäßige Bewegung macht das Abnehmen leichter, sorgt für eine straffe Figur und für eine ausgeglichene Psyche. Warum das so ist, und wie viel Zeit Sie dafür investieren müssen, erfahren Sie in diesem Kapitel.

Warum Bewegung zum Abnehmen gehört

Wer rastet, der rostet – dieses Sprichwort ist allzu wahr. Je weniger man sich be-wegt, desto energieärmer wird man. Be-wegung schafft ein besseres Körpergefühl, kurbelt den Stoffwechsel und damit die Fettverbrennung an. Sie macht vitaler, setzt mehr Energie frei und macht leis-tungsfähiger. Sie würden bereits eine bessere Figur bekommen, wenn Sie bei gleichbleibender Ernährung nur mehr Bewegung in Ihr Leben einbauen. Denn durch Bewegung bilden sich Muskeln, und es wird mehr Fett verbrannt – das Ergebnis ist ein strafferer Körper. Der erste Schritt ist eine Überwindung, aber – Sie werden schnell in Schwung kommen, besonders wenn Sie sich gleichzeitig gesund ernäh-ren. Eine wertvolle Ernährung bestimmt maßgeblich die körperliche Leistungs-fähigkeit und Gesundheit. Und so werden Sie bald Erfolge sehen: Sie fühlen sich be-weglicher, haben mehr Energie und viel-leicht das ein oder andere Pfund verloren.

Die Devise »Sport ist Mord« würde ich ändern in »Kein Sport ist Mord«. Wir sind nicht zum ausschließlichen Sitzen ge-macht. Unser Körper will und braucht Bewegung. Auch der Spruch »No pain – no gain«, zu deutsch: »Ohne Schmerzen kein Erfolg« ist falsch. Wer sich beim Sport überanstrengt, tut sich nichts Gutes und verbrennt auch kein Fett dabei. Vielmehr steigt das Verletzungsrisiko.

Eine Wohltat für den Körper

Man kann natürlich abnehmen, ohne Sport zu machen. Aber mit Bewegung geht es schneller und leichter, außerdem tut es der Figur sehr gut. Ich habe für mich das Laufen entdeckt. Mit Joggen halte ich mich fit, und meine Figur in Form. Wenn es der Drehplan zulässt, laufe ich jeden Tag eine Stunde und mehr, aber auch schon 30 Minuten reichen. Die Be-wegung ist eine Wohltat für den Körper. Durch das Laufen steigt seine Belastbar-keit, der Blutdruck wird gesenkt und der Herzmuskel gestärkt.

Keine andere Sportart wirkt so effektiv auf den Fettstoffwechsel wie Joggen oder

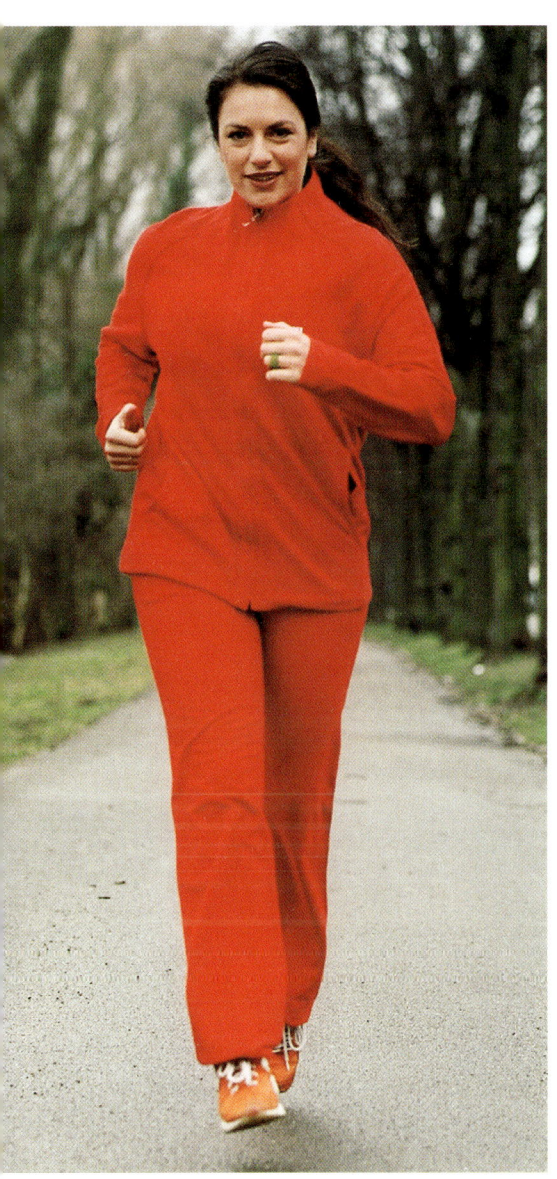

sund zu ernähren. Raucher werden allmählich die Lust spüren, mit dem Rauchen
aufzuhören. Der Körper verlangt mehr
nach guten Kohlenhydraten, Eiweiß, Obst
und Gemüse. Von Fett will er nichts mehr
wissen.

Durch das gleichzeitige und stetige
Muskeltraining verbessert sich auch die
Körperhaltung. Wer ein schlechte Haltung
hatte, wird sich wundern: Ganz allmählich
strafft man den Rücken, zieht den Bauch
ein und nimmt die Schulter zurück. Sie
werden sehen, dass eine solche veränderte
Körperhaltung Wirkung zeigt: Sie betreten
einen Raum, und jeder dreht sich nach Ihnen um.

Laufen Sie den Pfunden davon

Egal wie alt Sie sind: Starten Sie jetzt Ihr
Fitness-Programm. Für den Anfang genügen schon 20 bis 30 Minuten Ausdauer-
training mindestens dreimal pro Woche.
Beginnen Sie mit Walken oder Joggen,
wenn der Puls zu hoch wird (siehe dazu
Seite 137), legen Sie Gehpausen ein. Wenn
Sie jedoch starkes Übergewicht oder ge-
sundheitliche Probleme haben, sollten Sie
vorher Ihren Arzt konsultieren.

Lassen Sie sich von Wind und Wetter
nicht abschrecken, ziehen Sie sich einfach
entsprechend an. Vor allem in der kalten
Jahreszeit zahlt sich ein regelmäßiges
Fitness-Training aus. Es stärkt das Immunsystem, und Grippeviren haben schlechte
Chancen. Durch die Bewegung an der
frischen Luft nimmt der Körper so viel

Walken (schnelles Gehen). Die Zahl der
fettabbauenden Enzyme steigt durch ein
kontinuierliches Training an. Jetzt verbrennt der Körper sogar nachts im Schlaf
Fett. Wer regelmäßig läuft, verändert
gleichzeitig seine Einstellung zu vielen
Dingen. Man beginnt instinktiv, sich ge-

Sauerstoff auf, dass Sie mit der Zeit entspannter und fitter werden. Beim Laufen wird im Gehirn Serotonin ausgeschüttet, das sind Botenstoffe, die gute Laune machen. So können Sie schlechte Stimmungen einfach wegsporteln.

Am Anfang gilt es natürlich, den »inneren Schweinehund« zu überwinden. Wer sich aber drei Wochen lang mindestens drei Mal pro Woche zum Joggen oder Walken durchgerungen hat, wird es nicht mehr missen wollen. Das ist fast wie eine Droge. Man will immer mehr davon. Ich persönlich bin dem Laufen verfallen. Im Winter kann ich mich manchmal kaum aufraffen, wenn es draußen so kalt und feucht ist. Aber meistens überwinde ich mich, weil ich aus Erfahrung weiß: Nach den ersten Minuten fällt die Müdigkeit ab, und mit jedem Schritt fühle ich mich besser. Wer sich im Winter nicht in die Kälte begeben will, kann natürlich auch im Fitness-Studio trainieren.

Dress Code: die richtige Ausrüstung

Wer bisher nach dem Motto »Sport ist Mord« gelebt hat, sollte langsam mit dem Laufen beginnen und vorher unbedingt seinen Hausarzt fragen. Hat dieser Ihnen grünes Licht gegeben, brauchen Sie nur noch die richtige Ausstattung, bevor Sie loslaufen.

Das Wichtigste sind gute Laufschuhe, an diesen dürfen Sie nicht sparen. Gute Schuhe zum Laufen federn den Fuß perfekt ab und schützen die Gelenke. Sie sind zwar nicht billig, aber sie halten lange und

sind eine Investition in Ihre Gesundheit. Mit schlechten Schuhen werden Sie nicht viel Spaß am Laufen haben und sich auf Dauer die Gelenke kaputt machen. Probieren Sie die Schuhe unbedingt vor dem Kauf an. Der ideale Zeitpunkt für die Anprobe ist der Nachmittag, weil der Fuß sich im Verlauf des Tages leicht verändert. Haben Sie keine Hemmungen, den Schuh im Laden zu testen, und auch mal ein paar Schritte auf der Stelle zu laufen. Ein guter Verkäufer nimmt sich Zeit und berät Sie beim Kauf. Der Untergrund (Waldboden, Straße, Laufband), auf dem Sie laufen wollen, spielt bei der Wahl des Schuhs genauso eine Rolle wie Ihr Körpergewicht und Ihr Trainings-Pensum.

MEIN TIPP

MACHEN SIE FESTE LAUFTERMINE
Gerade für Anfänger ist es eine große Hilfe, sich einen Partner zum Laufen zu suchen. Dies sollte natürlich jemand sein, der sich auf Sie einstellt, denn Sie müssen Ihr eigenes Tempo halten können. Treffen Sie feste Verabredungen zum Laufen, dann können Sie sich nicht so einfach herausreden. Tragen Sie sich das Laufen als feste Termine in Ihren Kalender ein. Die Einstellung: »Ich laufe, wenn ich Zeit dazu habe«, führt nur dazu, dass immer etwas dazwischenkommt. Mir hat es am Anfang sehr geholfen, dass meine Mutter mich immer wieder animiert hat, mit ihr zu laufen. Und Sie werden sehen: Nach einer gewissen Zeit ist das Laufen ein fester Bestandteil Ihrer Wochenplanung geworden.

Wichtig ist nicht nur die Größe, sondern auch die Passform des Laufschuhs. Die Ferse braucht Halt, die Fußzehen genügend Freiraum. Wenn Sie orthopädische Einlagen tragen müssen, bringen Sie diese mit, ebenso wie die Strümpfe, die später beim Laufen tragen werden. Die richtigen Schuhe sind eine Wissenschaft für sich. Kaufen Sie ihre Laufschuhe deshalb nur im Fachgeschäft und lassen Sie sich Zeit bei der Auswahl.

Auch bei der Kleidung sollten Sie einige Punkte beachten. Damit der Schweiß von der Haut abtransportiert wird, eignet sich so genannte Funktions-Unterwäsche. Die Hose sollte zwar eng anliegen, aber nicht auf der Haut scheuern. Ein Pullover aus Baumwolle schützt vor dem Auskühlen. In der kalten Jahreszeit sollten Sie eine Windjacke, Kopfschutz (Stirnband, Mütze) und Handschuhe tragen.

Joggen oder walken?

Das Walken – schnelles Gehen – wirkt auf Ihre Gesundheit und Ihre Figur im Prinzip genauso intensiv wie Joggen. Der einzige Unterschied: Walking eignet sich besser für Einsteiger, Untrainierte, Übergewichtige und Menschen mit Gelenk- und Bänder-Problemen. Da immer ein Fuß auf dem Boden bleibt und man keine kleinen Sprünge macht wie beim Joggen, müssen die Gelenke die Stöße nicht abfangen. Fragen Sie am besten Ihren Arzt, was er Ihnen empfiehlt.

Beim Walken wie beim Joggen schwingen die angewinkelten Arme parallel zum Körper, geht der rechte Fuß vor, folgt ihm der entgegengesetzte, linke Arm und umgekehrt. Beim Walken setzen Sie zuerst die Fersen auf und rollen den Fuß über die Zehen ab. Beim Joggen setzt der Fuß in Höhe der Mittelfußknochen auf und rollt dann über die Zehen ab. Hier sollte die Ferse nicht aufsetzen, da sonst Sprung- und Kniegelenk zu sehr gestaucht werden. Man kann das am besten ausprobieren,

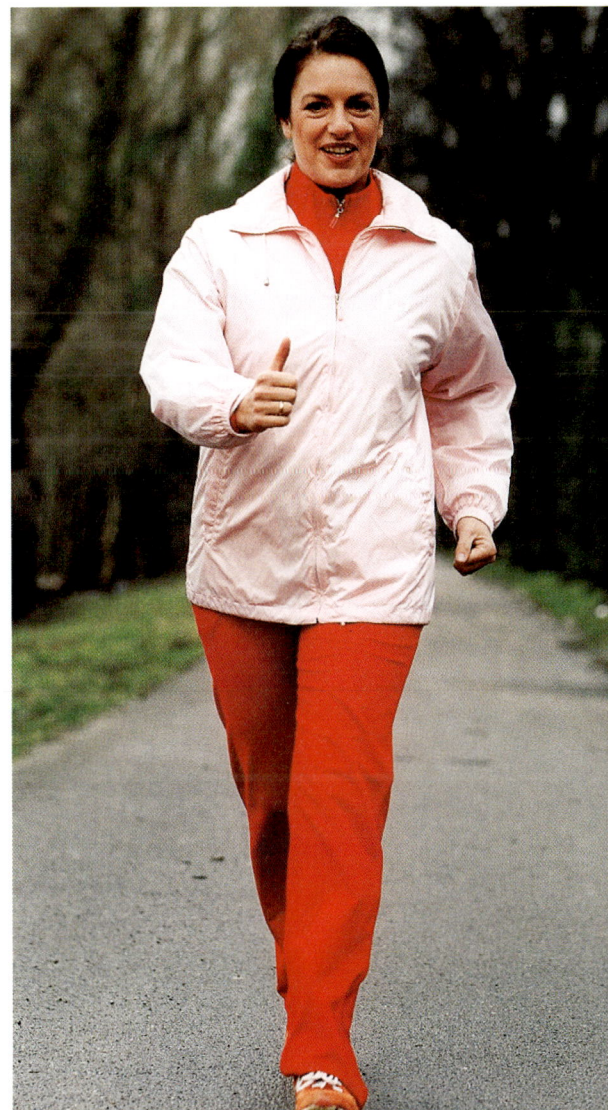

indem man einmal in der Wohnung ein paar Meter barfuß joggt oder walkt, dabei werden Sie sofort den Unterschied spüren. Erinnern Sie sich daran, wenn Sie später mit Schuhen walken oder joggen.

Andere Ausdauersportarten

Es gibt noch andere Ausdauersportarten, die das Fett zum Schmelzen bringen. Radfahren schont Gelenke und Wirbelsäule, auch bei einem sehr intensiven Training. Es ist wie das Walken ein guter Einstieg für Leute mit Gelenkproblemen oder Übergewicht. Man kann draußen fahren, aber auch auf einem Standrad im Fitness-Studio oder zu Hause. Diese Standräder sind praktisch, weil Sie hier genau einstellen können, bei welcher Belastung Sie trainieren wollen. Beim Radfahren in der Natur brauchen Sie eine relativ lange ebene Strecke.

Inline-Skating ist in den letzten Jahren modern geworden und ebenfalls eine gute, gelenkschonende Möglichkeit, Fett zu verbrennen. Auch hier brauchen Sie eine geeignete Strecke und die richtige Ausrüstung. Außerdem sollten Sie sich von einem Profi in die Technik einführen lassen, da ein unglücklicher Sturz den Spaß am Sport schnell und dauerhaft verleiden kann.

Schwimmen ist bei richtiger Technik die gelenkschonenste Sportart überhaupt. Der Nachteil: Man muss dazu ins Schwimmbad. Rudern ist optimal, wenn man nicht nur abnehmen sondern auch Muskeln aufbauen will. Die meisten Fitness-Studios haben Rudergeräte. Die Stu-

MEIN TIPP

WAS UND WO TRAINIEREN? Für welche Ausdauersportart Sie sich entscheiden, und wo Sie trainieren, bleibt Ihren persönlichen Vorlieben überlassen. Mein Rat: Machen Sie sich frei von Ansprüchen, die Sie auf Dauer nicht erfüllen können, und die letztlich dazu führen, dass Sie überhaupt keinen Sport mehr machen. Auch wenn es zum Beispiel noch so schön ist, in freier Natur zu laufen: Wenn es keine passende Strecke in gut erreichbarer Nähe gibt, gehen Sie lieber regelmäßig ins nächstgelegene Fitness-Studio, statt ab und zu in den Wald. Das Gleiche gilt für die Auswahl, die Sie treffen. Wenn Sie Joggen langweilig finden und nach 15 Minuten lustlos abbrechen, dann setzen Sie sich doch »bequem« auf ein Standrad und lesen dabei ein Buch oder die Zeitung. Hauptsache, Sie bewegen sich wenigstens dreimal die Woche mindestens 30 Minuten.

dios bieten außerdem verschiedene moderne Trainingsmöglichkeiten an, wie zum Beispiel »steps« oder »spinning«. Man kann all diese Geräte auch zu Hause aufstellen. Sie brauchen in der Regel nur wenig Platz.

In der Ruhe liegt die »Wirkungs«-Kraft

Wenn Sie trainieren, um Fett zu verbrennen, lautet der wichtigste Tipp: Laufen Sie langsam! Mein Lauftempo ist so gemächlich, dass ich mich dabei unterhalten kann. Von Atemnot keine Spur. Wer abnehmen will, muss langsam traben, gehen oder radeln. Denn nur bei einem dosierten Tempo verbrennt der Körper Fettdepots. Man läuft ohne Anstrengung, und der Muskel hat genügend Sauerstoff, um das Fett zu verbrennen (aerobes Training). Wenn man sich anstrengt und aus der Puste kommt, geht dem Muskel der Sauerstoff aus, und um schnell an Energie zu kommen, verbrennt der Körper dann Kohlenhydrate (anaerobes Training). Dies ist für manche Leistungssportler sinnvoll, aber nicht, um den Körper in Form zu bringen.

Außerdem ist zu beachten, dass der Körper erst nach 20 Minuten Belastung anfängt, Fett zu verbrennen. Darum empfehle ich als Trainingszeit mindestens 30 Minuten, sonst laufen Sie umsonst. Wenn Sie auf die ganze Woche gerechnet ungefähr zwei Stunden Zeit zum Trainieren haben, sollten Sie aus diesem Grund lieber dreimal die Woche 40 Minuten laufen statt sechsmal 20 Minuten.

Der optimale Trainingspuls

Achten Sie beim Training unbedingt auf Ihren Puls. Der sollte bei mindestens 110 Schlägen pro Minute liegen, aber 130 Schläge pro Minute nicht übersteigen. Ist Ihr Puls höher, trainieren Sie zwar Herz und Kreislauf, verbrennen aber kein Fett. Ein Pulsschlag unter 110 und über 150 hat überhaupt keinen Effekt – Sie würden praktisch umsonst trainieren. Darum bringt Spazierengehen leider nichts für die Fettverbrennung, auch wenn es natürlich Körper und Psyche

allgemein gut tut. Und die Leute, die mit hochrotem Kopf schnaufend durch den Wald rennen, steigern zwar ihre Kondition, trainieren ihren Körper aber sehr einseitig.

Ich laufe mit einem Tempo von ca. 7,5 Stundenkilometer, so brauche ich für einen Kilometer acht Minuten. Mein Puls bewegt sich dabei um 125 Schläge pro Minute. Das ist nicht schnell, aber extrem wirksam. Beim Walken beträgt die Geschwindigkeit höchsten 6,5 Kilometer pro Stunde, man braucht gut neun Minuten für einen Kilometer. Der Puls bleibt ebenfalls unter 130 Schlägen pro Minute. Als Vergleich: Spaziergänger brauchen zwischen 12 und 15 Minuten um einen Kilometer zurückzulegen, der Weltmeister im Marathon läuft 1000 Meter in weniger als drei Minuten.

MEIN TIPP

DAS RICHTIGE TEMPO Die Faustregel lautet: Sie müssen sich beim Trainieren unterhalten können, ohne in Atemnot zu kommen. Nur bei einer solchen gemäßigten Geschwindigkeit verbrennt Ihr Körper Fett, ob Sie nun Joggen, Walken, Radfahren oder Inline-Skaten. Diese Faustregel ist ein guter Indikator; wenn Sie sich jedoch nicht sicher sind, messen Sie Ihren Puls: Dieser sollte zwischen 110 und 130 Schlägen pro Minute liegen. Mein Tipp: Wer alleine läuft, kauft sich am besten einen Pulsmesser. Ich trage so ein Gerät während des Laufens am Handgelenk, damit ich stets auf meinen Puls achten kann.

Laufen macht den Kopf frei

Beim Laufen fliegt der Geist davon. Der gleichmäßige Bewegungsrhythmus der Füße, der Arme und des Atmens beflügelt und macht den Kopf frei. Nach wenigen Minuten vergesse ich fast, dass ich laufe und kann wunderbar abschalten oder nachdenken. Wenn ich ein Problem mit mir herumtrage, dann kann ich es während des Laufens von allen Seiten ungestört betrachten und finde immer eine Lösung. Ich lerne manchmal meinen Drehbuchtext beim Laufen oder hänge einfach nur meinen Gedanken nach. Manche laufen mit Walkman und hören dabei Musik. Das kann jeder machen, wie er möchte. Das Tolle ist , dass man überall laufen kann, auch wenn man auf Reisen ist.

Vor allem, wenn ich einen anstrengenden, stressigen Tag hinter mir habe, kann ich es gar nicht erwarten, endlich meine Laufschuhe anzuziehen und lostraben zu können. Schon nach kurzer Zeit fällt die ganze Anspannung von mir ab, und wenn ich vom Laufen zurückkomme, fühle ich mich wie neugeboren. Nebenbei verbrenne ich Fett, die Pölsterchen schmelzen und ich nehme ab. Das ist einfach wunderbar. Inzwischen halte ich problemlos 90 Minuten am Stück durch. Wegen dieser positiven Nebenwirkung wird man mit der Zeit richtig süchtig danach. Viele Läufer bestätigen das: Wenn man längere Zeit nicht zum Laufen gehen konnte, zum Beispiel wegen Krankheit, dann vermisst man es schrecklich.

Kein Sport ohne Stretching

Bevor Sie mit dem Training beginnen, sollten Sie Ihre Muskeln dehnen. Das können sie auch tagsüber zwischendurch machen, wenn Sie lange am Schreibtisch gesessen haben. Recken und strecken Sie sich in alle Richtungen, das lockert die Muskulatur. Beim »Stretching« wird weder gewippt noch gerissen. Alle Übungen sollten mit Ruhe ausgeführt werden. Man spürt nur ein Ziehen im jeweiligen Muskel. Bei Schmerz oder Zittern ist die Dehnung falsch oder zu stark.

Ich stelle Ihnen hier einige Dehnübungen vor. Lockern Sie damit vor und auch nach dem Training Ihre Muskeln. Der Rücken ist bei jeder Übung gerade.

Den ganzen Körper strecken

Sitzen verkürzt die Muskeln. Starten Sie deshalb Ihr Stretching-Programm, indem Sie sich richtig lang machen. Stellen Sie sich hin und strecken Sie Ihren Körper, so gut Sie können. Ziehen Sie sich mit den Armen in die Höhen, und stellen Sie sich dabei auf die Zehenspitzen. Beugen Sie auch einmal ein bisschen nach links und nach rechts, um die Seiten zu drehen (Abbildung ❶).

Den vorderen Oberschenkel dehnen

Wenn Sie nicht auf einem Bein stehen können, stützen Sie sich bei dieser Übung

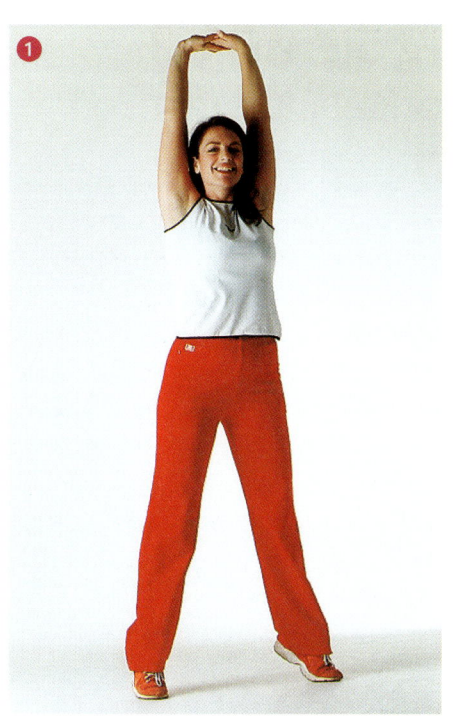

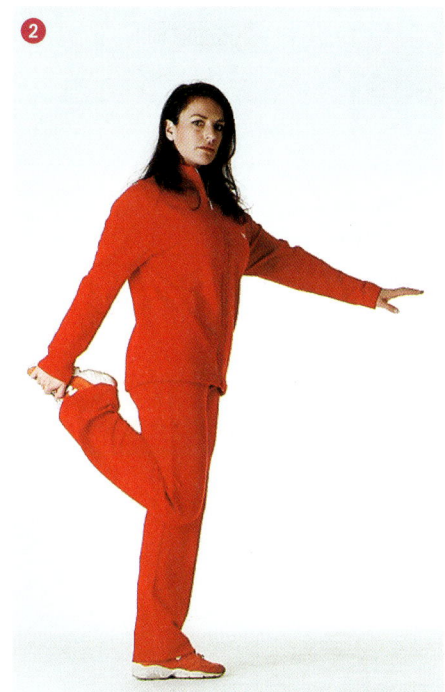

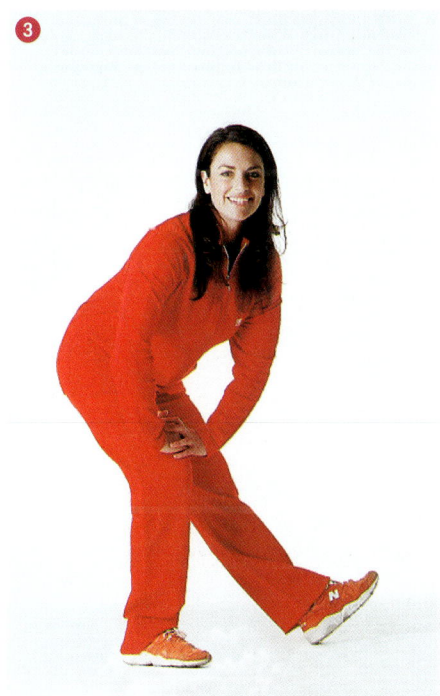

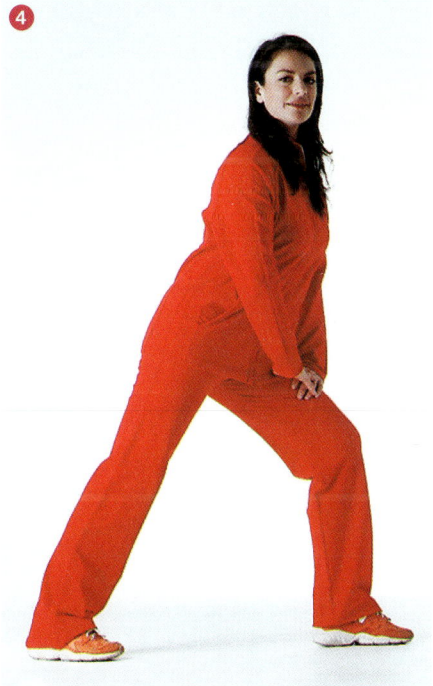

140

an einer Wand oder an einem Baum ab. Stellen Sie sich aufrecht hin, winkeln Sie das rechte Bein ab und greifen Sie mit der rechten Hand nach dem Fuß. Drücken Sie den Fuß so weit wie möglich an den Po und schieben Sie dabei das Becken leicht nach vorne. Die Knie halten Sie eng zusammen. Jetzt spüren Sie ein leichtes Ziehen in ihrem Oberschenkel. Bleiben Sie in dieser Haltung ca. 20 Sekunden stehen, dann dehnen Sie Ihren linken Oberschenkel auf die gleiche Weise (Abbildung **2**, Seite 139).

Die Bein-Rückseite dehnen

Gehen Sie leicht in die Hocke und strecken das linke Bein nach vorne aus. Beugen Sie den Oberkörper leicht nach vorne – achten Sie dabei auf einen geraden Rücken. Stützen Sie sich mit beiden Händen auf dem rechten Oberschenkel ab. Je stärker Sie sich nach vorne beugen, umso mehr spüren Sie die Dehnung auf der Rückseite Ihres linken Beines. Halten Sie diese Position 20 Sekunden, dann wechseln Sie das Bein (Abbildung **3**, Seite 139).

Die Waden nicht vergessen

Machen Sie einen Schritt nach vorne und beugen Sie das vordere Bein. Die Hände liegen locker auf dem Knie. Drücken Sie nun die Ferse des hinteren Beins gegen den Boden. Sie spüren das Ziehen in der Wade. Halten Sie die Position 20 Sekunden, dann wechseln Sie das Bein (Abbildung **4**, Seite 139).

Gymnastik für einen straffen Körper

Bei Ausdauersportarten wie Laufen, Walken oder Radfahren nehmen Sie nicht nur ab, sondern trainieren nebenbei auch ein wenig Ihre Muskulatur, vor allem die Beine. Um das Gewebe zu straffen und so die Figur zu formen, brauchen Sie jedoch ein gezieltes Training für spezielle Muskelpartien. »Bodyshaping« heißt das Zauberwort.

Wir können Arme, Brust, Beine, Bauch und Po in Form bringen und sogar ein wenig die Zellulitis beeinflussen. Diese Dellen, die wir an den Oberschenkeln sehen,

MEIN TIPP

WIE OFT UND WIE INTENSIV TRAINIEREN? Ich absolviere dieses kleine Gymnastikprogramm möglichst jeden Tag. Dies ist optimal, aber nicht immer möglich. Wenn Sie seltener trainieren, sollten Sie darauf achten, dass Sie nicht länger als zwei Tage pausieren. Sonst geht der Trainingseffekt verloren. Richtwert für die Anzahl der Wiederholungen pro Bewegung ist acht- bis zehnmal. Nach einer Pause machen Sie noch mal so viele Wiederholungen. Dies ist jedoch abhängig von der Art der Übung und Ihrer Fitness. In jedem Fall werden Sie mit der Zeit die Anzahl erhöhen – Sie werden merken, dass die Muskeln stärker werden. Grundsätzlich gilt: Sobald der Muskel weh tut, hören Sie auf.

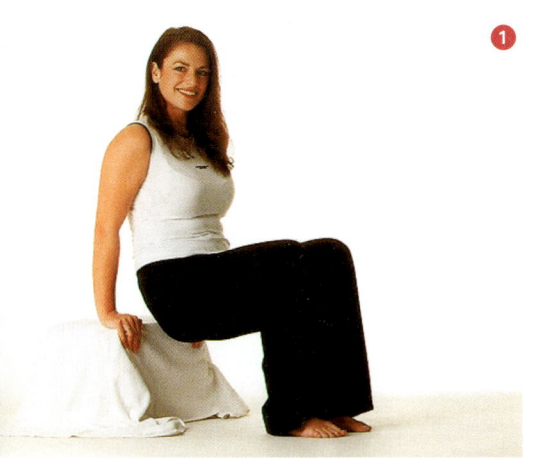

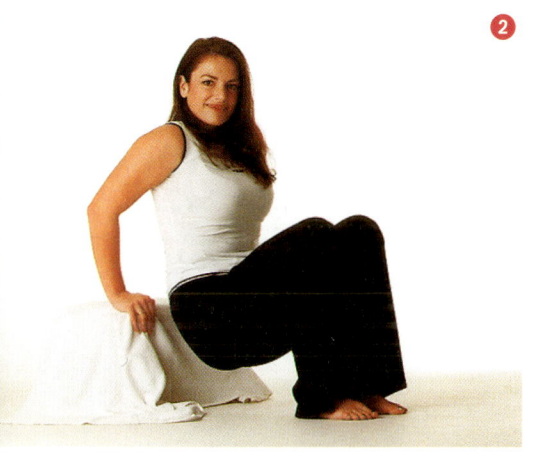

sind vergrößerte Fettzellkammern, die sich durch schlaffes Bindegewebe nach außen drücken. Die Fettzellen kann man nicht mehr verkleinern. Aber durch regelmäßigen Sport wird das Gewebe insgesamt straffer, und dadurch sind die Dellen nicht mehr so stark zu sehen. Ein Wundermittel gegen Orangenhaut gibt es leider nicht (siehe auch Seite 38). Stehen Sie zu Ihrem Körper und zu Ihren Kurven, aber lassen Sie sie nicht hängen.

Das Training der Bauchmuskeln beschert nicht nur einen flachen Bauch, sondern beugt auch Rückenproblemen vor oder bessert sie. Laut Statistik leiden 95 Prozent der arbeitenden Bevölkerung an Rückenschmerzen. Allein die Arbeit am Computer führt zu Verspannungen im Nacken und Rücken. Da der Bauch der Partner der Rückenstrecker-Muskulatur ist, stärken gute Bauchmuskeln gleichzeitig die Rückenmuskulatur, und diese entlastet die Wirbelsäule.

Bringen Sie schon beim Duschen Ihren Kreislauf auf Trab. Machen Sie Wechselduschen: heiß – kalt – heiß – kalt. Beginnen Sie unten an den Füßen und steigen Sie mit dem Wasserstrahl langsam hoch zum Po. Von hier gehen Sie langsam weiter zum Rumpf, schließlich zu den Armen. Bürstenmassagen kurbeln zusätzlich die Durchblutung an. Das Bindegewebe wird gefestigt, die Hautstruktur geschmeidig und glatt. Außerdem stimulieren Sie damit den Stoffwechsel. Wenn Sie dann noch regelmäßig einige Übungen machen, werden Sie sich bald mit Lust ein neues figurbetontes Kleid kaufen können.

Im Folgenden ist das Gymnastikprogramm beschrieben, das ich regelmäßig absolviere. Grundsätzliches zu den Übungen steht im Kasten auf Seite 140.

So straffen Sie Ihre Oberarme

Kennen Sie Ihren Trizeps? Diesen kleinen Muskel an der Rückseite des Oberarms benutzen wir leider viel zu selten. Das sichtbare Ergebnis: Oberarme, an denen das Gewebe hängt. Zur Straffung der Oberarme gibt es eine einfache Übung. Stützen Sie sich rückwärts ab (Abbildung ❶) und bewegen Sie sich mit den Armen auf- und abwärts. Drücken Sie dabei die Arme nie ganz durch, das schadet den Gelenken. Gehen Sie kurz vor dem »Anschlag« wieder nach unten (Abbildung ❷, Seite 141). Wiederholen Sie die Übung so lange, bis Sie den Muskel deutlich spüren. Dann machen Sie 30 Sekunden Pause, lockern die Arme und fangen noch einmal von vorne an. Nach zwei Wochen sehen Sie garantiert den Erfolg: straffe Oberarme.

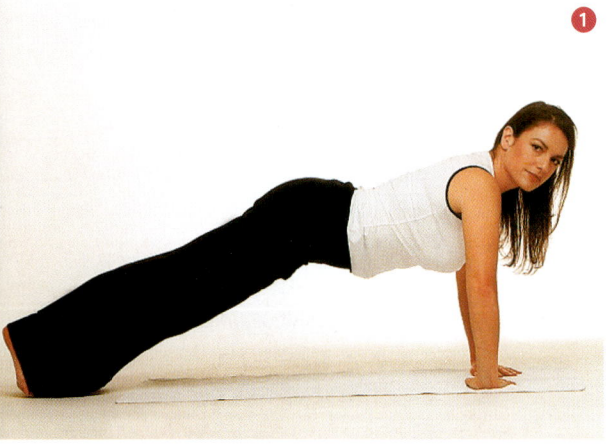

❶

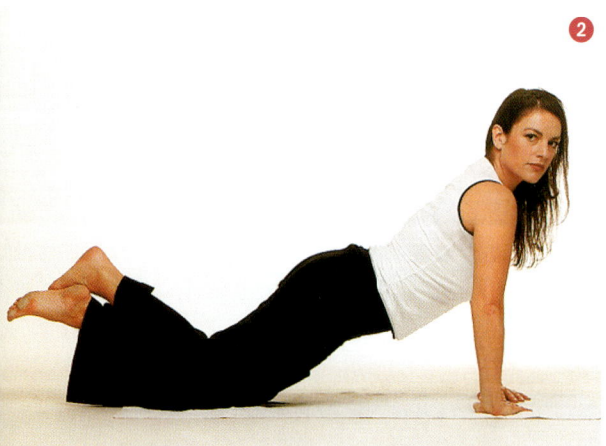

❷

Brandaktuell: die guten alten Liegestützen

Um die Brustmuskeln zu trainieren, sind die guten alten Liegestützen immer noch am effektivsten. Frauen können dabei knieen (Abbildung ❷), Männer und sportliche Frauen lassen die Beine ausgestreckt (Abbildung ❶). Drücken Sie die Arme beim Hochgehen nicht ganz durch, sondern gehen Sie kurz vor dem »Anschlag« wieder nach unten. Wiederholen Sie die Übung so lange, bis der Brustmuskel »brennt«. Dann machen Sie 30 Sekunden Pause und fangen noch einmal von vorne an.

Weg mit dem Bauch

Der Klassiker unter den Bauchübungen sind Sit-ups. Wer täglich und intensiv Sit-ups macht, bekommt einen festen und flachen Bauch. Legen Sie sich dazu mit dem Rücken auf ein Handtuch und stellen Sie die Beine schulterbreit auf. Greifen Sie die Handtuchenden am Kopf (Abbildung ❶, Seite 143), damit entlasten Sie Ihre Schultermuskulatur. Nun heben Sie Ihren Oberkörper samt Kopf langsam an (Abbildung ❷, Seite 143) und senken ihn wieder ab. Der Kopf bleibt dabei regungslos; schauen Sie zur Decke. Wer sein Kinn zur Brust bringt, macht die Übung falsch.

Die Bewegung der Sit-ups ist ganz klein, die Lendenwirbel bleiben auf dem Boden. Beim Hochgehen atmen Sie aus, beim Runtergehen holen Sie Luft. Legen Sie die Schultern nicht ab und halten Sie die Spannung. Nach einigen Wiederholungen machen Sie 30 Sekunden Pause.

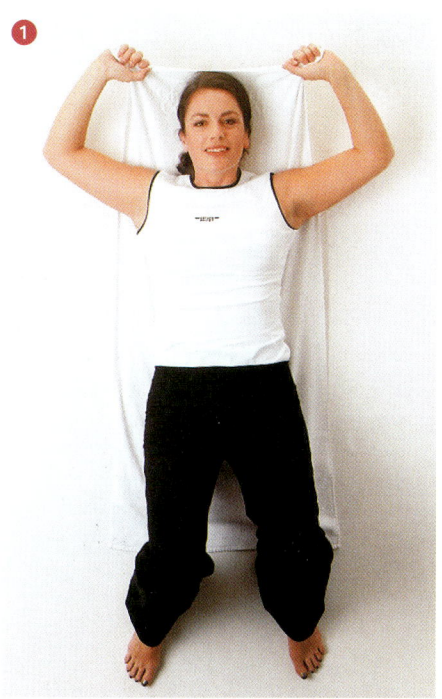

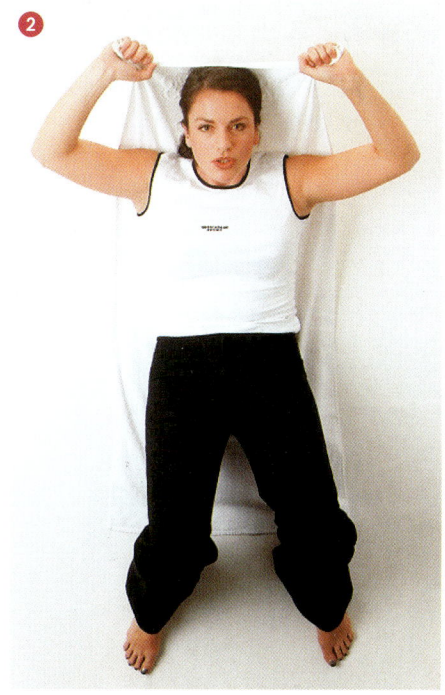

Für den Anfang genügen 10 Sit-ups, die Sie nach kleinen Pausen zweimal wiederholen, also insgesamt 30 Sit-ups. Sobald Sie trainierter sind, können Sie die Anzahl auch erhöhen, zum Beispiel auf fünfmal je 20 Sit-ups.

So bekommen Sie eine Wespentaille

Legen Sie sich wie bei den Sit-ups rücklings auf ein Handtuch und halten Sie die Handtuchenden am Kopf mit beiden Armen fest. Stellen Sie die Beine auf und lassen Sie diese so angewinkelt nach rechts fallen (Abbildung ❶, Seite 144). Machen Sie Sit-ups wie oben beschrieben (Abbildung ❷, Seite 144). Atmen Sie beim Hochgehen aus, beim Runtergehen ein. Der Kopf ruht im Handtuch und wird nicht bewegt. Legen Sie auch hier die Schultern nicht ab, sondern halten Sie die Spannung. Wiederholen Sie die Übung, so oft Sie können, und ruhen Sie kurz aus.

Dann wechseln Sie die Position: Stellen Sie die Beine wieder auf und lassen Sie diese nun angewinkelt nach links fallen. Nun machen Sie die Sit-ups. Nach zwei Wochen regelmäßigen Übens hat sich ihr Taillenumfang messbar verringert.

Auch hier steigern Sie die Wiederholungen, wenn Sie trainierter sind.

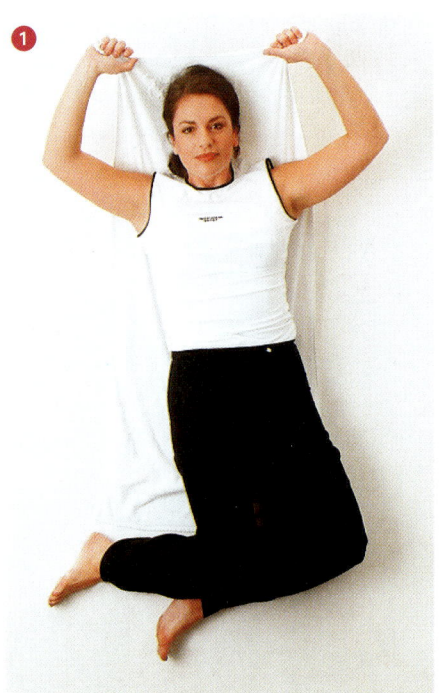

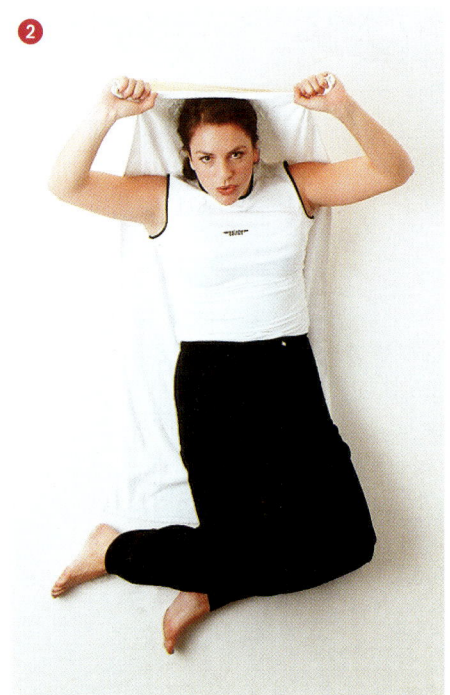

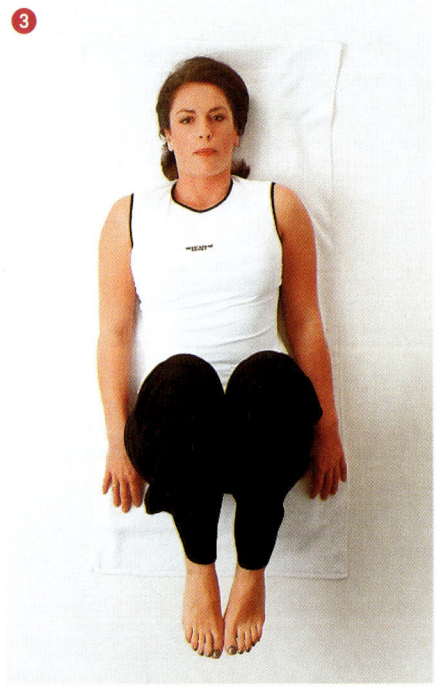

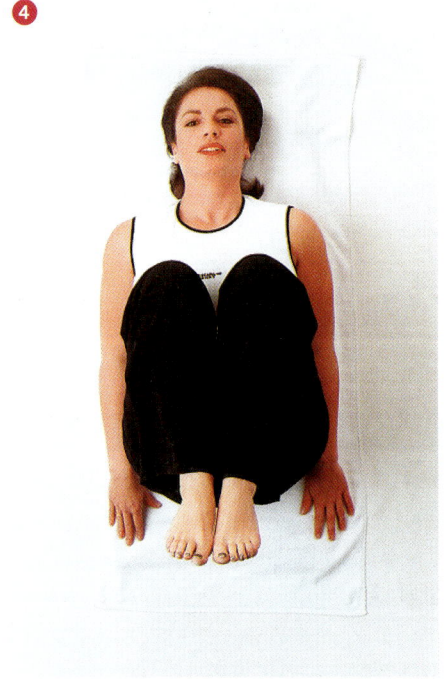

Den Unterbauch straffen

Der untere Teil des Bauches wölbt sich bei Frauen gerne nach außen – vor allem bei Frauen, die Kinder geboren haben. Durch folgende Übung lässt sich der Unterbauch wieder straffen: Legen Sie sich auf den Rücken und ziehen sie die Beine heran (Abbildung ❸, Seite 144). Bringen Sie nun die Knie ohne Schwung in Richtung Brust (Abbildung ❹, Seite 144). Die kleine Bewegung zurück machen Sie ebenfalls ohne Schwung, sondern ganz kontrolliert und langsam. Diese Übung für die unteren Bauchmuskeln ist nicht ganz einfach, obwohl die Bewegung kaum zu sehen ist. Versuchen Sie, die Knie nur mit den Muskeln im unteren Bereich Ihres Bauches zu bewegen. Die Übung ist richtig, wenn Sie Ihre Muskeln unterhalb des Nabels spüren.

Damit der Po knackig wird

Der Gluteus Maximus – der Gesäßmuskel – ist unser größter Muskel. Wer ihn trainiert, bekommt einen festen Po. Gehen Sie auf die Knie und stützen Sie sich auf den Unterarmen ab. Schauen Sie auf den Boden. Achten Sie darauf, dass Ihr Rücken immer gerade bleibt. Katzenbuckel oder Hohlkreuz sind falsch. Wenn Sie die Übung vor einem Spiegel machen können, kontrollieren Sie Ihren Rücken.

Strecken Sie das rechte Bein aus und winkeln Sie es an, so dass es einen Winkel von 90 Grad bildet. Der Fuß ist ebenfalls angewinkelt und fest. Bewegen Sie nun die Fußsohle zur Decke (Abbildung ❶) und wieder zurück in die Ausgangsposition

(Abbildung ❷). Der Bewegungsradius ist sehr klein. Aber schon nach wenigen Sekunden werden Sie garantiert Ihren Pomuskel spüren. Nach einigen Wiederholungen wechseln Sie das Bein und trainieren die andere Seite. MachenSie eine Pause und wiederholen Sie die komplette Übung.

Steigern Sie mit der Zeit die Anzahl der Wiederholungen. Bei dieser Übung ist es wichtig, immer wieder zu kontrollieren, ob der Rücken auch gerade bleibt.

❶

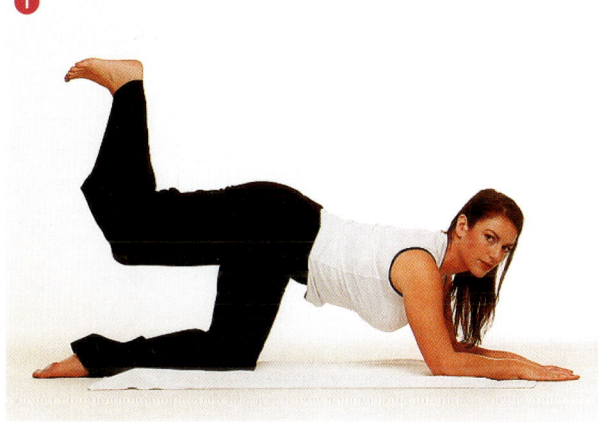

❷

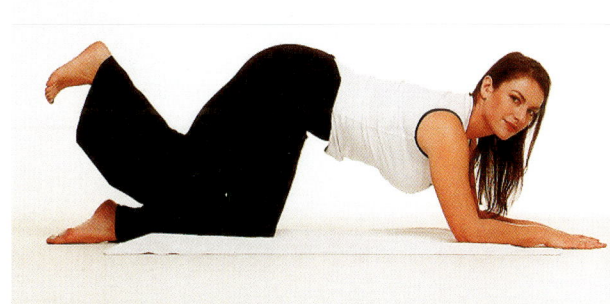

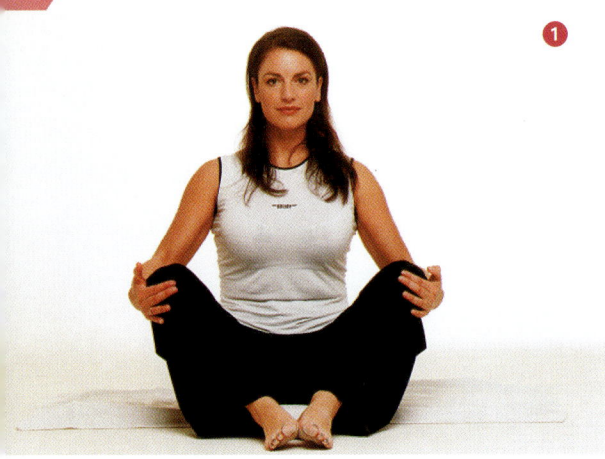

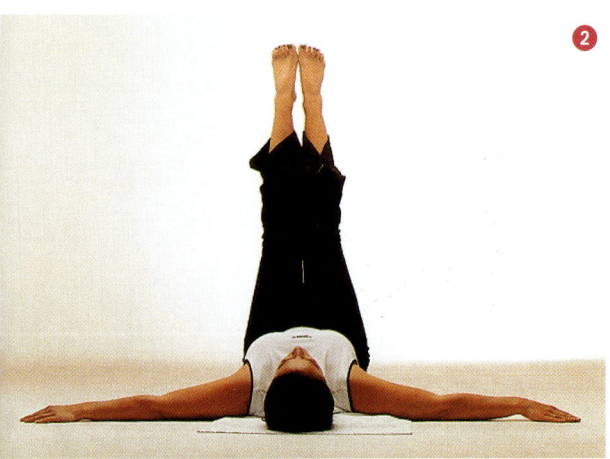

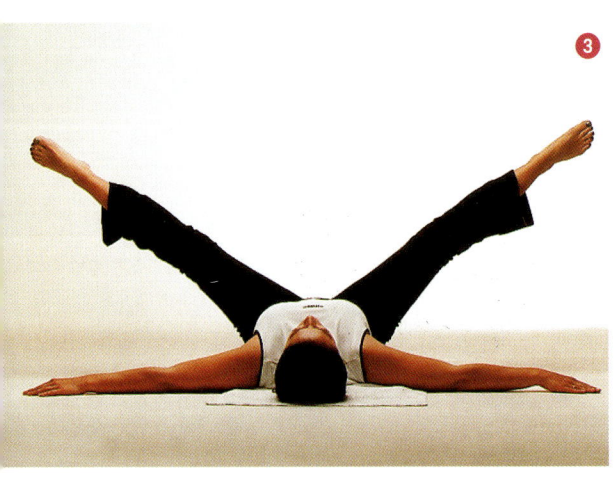

Stramme Schenkel leicht gemacht

Die Außenseiten der Oberschenkel trainieren Sie im Sitzen. Stützen Sie Ihren Rücken ab, zum Beispiel an einer Wand, damit Sie während der Übung aufrecht sitzen. Ziehen Sie die Beine an, die Füße stehen eng beieinander. Legen Sie die Hände auf die Außenseiten ihrer Oberschenkel, etwa in Kniehöhe und versuchen Sie nun die Oberschenkel gegen den Druck der Hände auseinander zu pressen (Abbildung **1**). Diese Übung wiederholen Sie, bis Sie die Muskeln spüren. Ruhen Sie kurz aus und machen Sie dann noch einmal einige Wiederholungen.

Zeigen Sie (schlankes) Bein

Die Innenseiten Ihrer Oberschenkel lassen sich mit einer einfachen Übung in Form bringen: Legen Sie sich entspannt auf den Rücken und strecken Sie die Beine zur Decke (Abbildung **2**). Dann grätschen Sie ihre Beine (Abbildung **3**) und schließen sie wieder. Sie arbeiten gegen die Schwerkraft und trainieren so die Schenkel-Innenseiten. Wiederholen Sie die Übung, bis die Beine schwer werden. Nach einer Pause machen Sie noch einmal einige Wiederholungen.

Der Rücken soll während der ganzen Übung fest auf dem Boden liegen. Gehen Sie nicht ins Hohlkreuz.

Trainieren Sie Ihre Waden

Keine Angst! Diese Übung macht Ihre
Waden nicht dick, sondern schlank und
fest. Stellen Sie sich aufrecht hin und
halten Sie sich eventuell irgendwo fest
(Abbildung ❶). Jetzt stellen Sie sich langsam auf die Zehenspitzen, halten diese
Position zwei Sekunden (Abbildung ❷)
und senken den Körper dann langsam
wieder ab. Schon nach wenigen Wiederholungen werden Sie Ihre Wadenmuskeln
spüren.

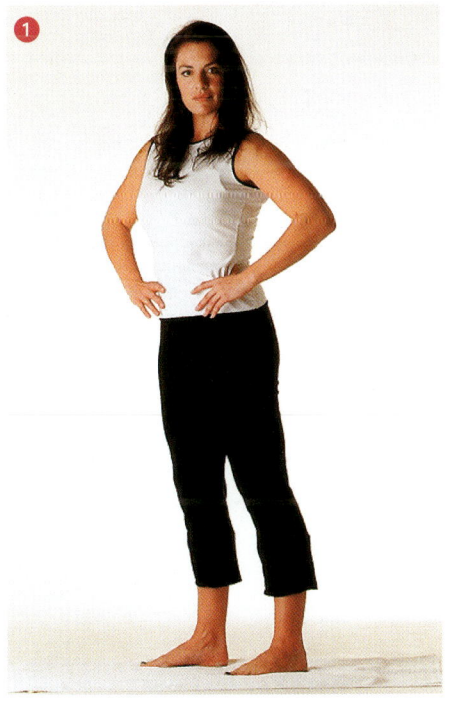

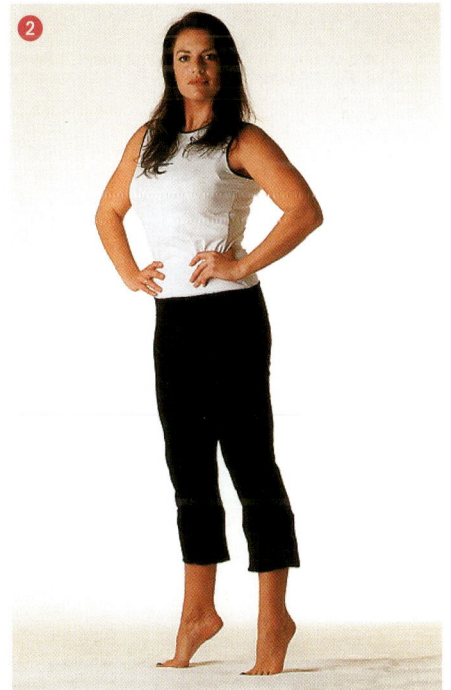

Schlusswort

Ich hoffe, mein Buch motiviert Sie dazu, ab sofort Diäten und Hungerkuren den Rücken zu kehren. Sie brauchen nur meine fünf Regeln zu beachten, dann finden Sie auf Dauer zu Ihrer persönlichen Idealfigur und können außerdem wieder genussvoll essen.

1. Mit Lust essen
2. Wenig Fett
3. Kaum Zucker
4. Kein weißes Mehl
5. Regelmäßige Bewegung

Kalorien zählen, hungern oder Ersatznahrung essen ist der falsche Weg. Fest steht: Genießer leben länger. Hören Sie auf Ihren Körper, und essen Sie, wonach Ihnen der Sinn steht. Ihr Körper ist der beste Ratgeber, und er signalisiert Ihnen, wann Sie wirklich satt sind. Wenn Sie bei Ihrer Ernährung auf meine vier Regeln achten und es außerdem schaffen, regelmäßig Sport zu treiben, dann werden Sie schon nach kurzer Zeit ausgeglichen und voller Energie sein.

Wenn Sie sich für ein Leben ohne Diät entscheiden sollten, dann lassen Sie Ihrem Geist und Ihrem Körper Zeit bei der Umstellung. Sie können jahrzehntelange Gewohnheiten nicht einfach im Hau-Ruck-Verfahren über Bord werfen. Das Abnehmen beginnt im Kopf, erst dann können die Pfunde purzeln. Und auch hier gilt: Gut Ding will Weile haben. Die Faustregel fürs Abnehmen lautet:

ein Pfund pro Woche, nicht mehr. Essen Sie, um abzunehmen – mit Vernunft und Freude – dann schmelzen die überflüssigen Fettdepots erfolgreich und dauerhaft.

Und für alle Frauen gilt: Stehen Sie zu Ihrer Weiblichkeit! Lassen Sie sich von niemandem einreden, dass Ihre weiblichen Formen nicht schön seien.

Magersüchtige sind nicht das Maß aller Dinge. Auch nicht Schauspielerinnen wie Liz Hurley. In einer Kino-Zeitschrift habe ich ein Zitat von ihr gelesen, dass ich typisch und furchtbar finde. Liz Hurley hat gesagt, sie würde sich umbringen, wenn sie so fett wie Marilyn Monroe wäre. Diese Einstellung ist krank!

Zum Frausein gehören bestimmte Attribute und eben auch gewisse Kurven. Ein Vollweib trägt keine Kindergröße. Wenn Sie Ihren Körper gut behandeln, wird er Ihnen ans Herz wachsen. Kommen Sie in Einklang mit sich und Ihrer Figur.

Ihre
Christine Neubauer

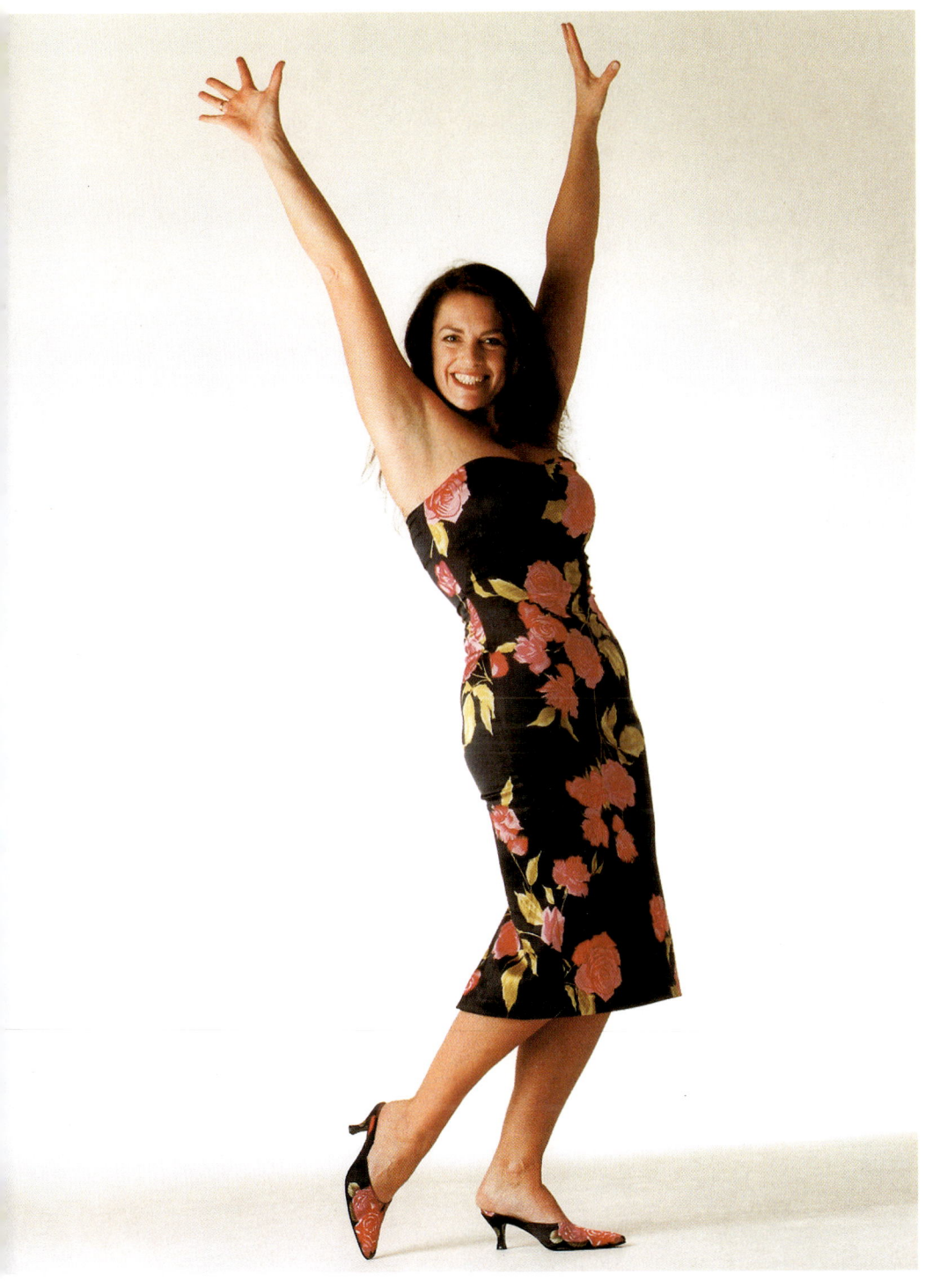

Sachregister

Rezeptregister

Impressum

Die Autorin

Christine Neubauer feiert als Schauspielerin in Film und Fernsehen große Erfolge.
So war sie unter anderem in der TV-Serie
»Die Löwengrube« oder auf der Leinwand
in Bernd Eichingers Film »Der große Baga-
rozy« zu bewundern. Dabei besticht sie
vor allem in Rollen, in denen hundert-
prozentige Frauen gefragt sind. In ihrem
Buch verrät sie, worauf sie beim Training
und beim Essen setzt, um ihre Rundungen
zu wahren und trotzdem eine gute Figur
zu machen.

Wichtiger Hinweis

Die im Buch veröffentlichten Ratschläge
wurden mit größter Sorgfalt von Verfasserinnen und Verlag erarbeitet und ge-
prüft. Eine Garantie kann jedoch nicht
übernommen werden. Ebenso ist eine
Haftung der Verfasserinnen bzw. des Ver-
lages und seiner Beauftragten für Per-
sonen-, Sach- oder Vermögensschäden
ausgeschlossen.

Bildnachweis

Umschlagfoto: action press
Fotos: action press S. 40; Story S. 21, 24,
34, 33; ZDF (Rückumschlag); alle übrigen:
Astrid Schmidhuber, München
Food-Fotos: Brigitte Sporrer und Alena
Hrbkova
Food-Styling: Marek Všetečka

Die Deutsche Bibliothek – CIP-Einheits-
aufnahme
Ein Titeldatensatz für diese Publikation ist
bei der Deutschen Bibliothek erhältlich.

Produziert in Zusammenarbeit mit
Michael Meller, Literacy Agency, München

Projektleitung: Dr. Silke Bromm
Redaktion: Annette Gillich, Essen
Herstellung: Gabriele Schnitzlein
Bildredaktion: Sylvie Busche (Ltg.),
Kirsten Dieckerhoff
Gestaltung und Satz:
H3A GmbH, München

Printed in Germany

ISBN 3-310-00739-1